DE L'EAU FROIDE,

APPLIQUÉE

AU TRAITEMENT DES MALADIES.

DE

L'EAU FROIDE,

APPLIQUÉE

AU TRAITEMENT DES MALADIES,

OU DE

L'HYDROTHÉRAPEUTIQUE,

SUIVIE

DE REMARQUES SUR L'EMPLOI DES BAINS ET DES LOTIONS
DANS L'ENFANCE;

PAR L. WERTHEIM,

DOCTEUR EN MÉDECINE ET EN CHIRURGIE,

Ancien Elève praticien des Hôpitaux de Munich et de Vienne.

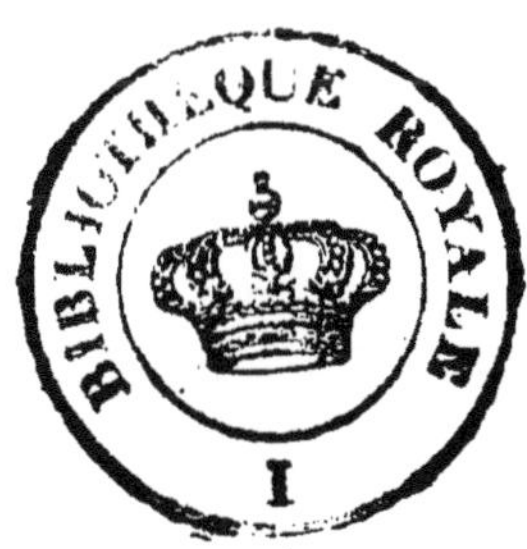

PARIS,

CHEZ A. COUSIN, ÉDITEUR,

RUE JACOB, 25.

ET A LA LIBRAIRIE UNIVERSELLE, PLACE DE LA BOURSE, 13.

1840.

AVANT-PROPOS.

L'application de l'eau froide, comme agent hygiénique et thérapeutique, d'après la méthode de *Priesnitz*, jouit, dans l'Allemagne
entière et dans les pays limitrophes, d'une célébrité justement ac-
quise. C'est par d'éclatants succès, dans les maladies aiguës et
dans les chroniques, que cette méthode a excité pour elle un in-
térêt général toujours croissant. Si son auteur n'a rien publié
lui-même, des médecins, de simples observateurs de ses heureux
résultats, nous ont laissé sur elle de nombreux écrits ; le nom de
Priesnitz, on pourrait le dire, est presque devenu l'emblême d'une
nouvelle ère médicale.

Des malades, sans nombre, qui avaient en vain épuisé toutes
les ressources de l'allopathie et de l'homœopathie, ont retrouvé la
santé à Graefenberg, ou dans les autres établissements hydrothéra-
peutiques de l'Allemagne. En quittant ces lieux salutaires, ils deve-
naient autant de fervents apôtres de la nouvelle méthode, qui
s'efforçaient de lui rendre l'opinion publique favorable.

C'est pour avoir expérimenté nous-même, depuis plusieurs années, l'eau froide comme agent thérapeutique, et reconnu ses propriétés médicales éminentes, que nous avons cru devoir contribuer à la publicité de l'hydrothérapeutique. Son emploi exclusif nous a fait obtenir des guérisons étonnantes ; et, dans tous les cas où nous y avons eu recours, nous avons pu nous dispenser d'administrer aucune drogue, de saigner même, ce qui paraît indispensable dans la plupart des maladies inflammatoires.

Pour observer le traitement hydrothérapeutique dans le lieu même où il a pris naissance, nous avons consacré les derniers mois de l'année passée à visiter Graefenberg et Freywaldau. Priesnitz nous donna, ainsi qu'à notre confrère le docteur Strauss, envoyé par le gouvernement de Bade à Graefenberg, toutes les facilités désirables. Il nous était permis de visiter tout l'établissement, de voir l'application et les effets du traitement ; nous eûmes même l'avantage personnel d'habiter parmi les malades.

Nous avons déjà mentionné ailleurs les avantages obtenus dans cet établissement. (Voir *la Gazette des Médecins praticiens*, du 27 février 1840.) On trouve aussi consignées, dans l'ouvrage de notre confrère le docteur Engel sur *l'hydrothérapie*, plusieurs de nos observations,

Des recherches longues et consciencieuses, nous ont fait connaître la grande efficacité de l'eau froide. Mais nous sommes loin de la considérer comme une *panacée universelle* qui rendrait désormais inutiles tous les autres agents thérapeutiques, même ceux auxquels on ne saurait refuser une valeur réelle.

L'hydrothérapie, comme toutes les innovations, a eu des partisans exagérés, fanatiques, qui, en lui prodiguant des éloges outrés, en voulant en faire une méthode générale, loin de la servir, lui ont plutôt nui.

C'est aux médecins consciencieux d'apprécier et de faire connaître les avantages de cette méthode, et à tous ceux qui, par leur position scientifique et administrative, jouissent d'une grande influence, d'en favoriser le développement. Alors une sage expérimentation, guidée par le désir d'être utile, viendra bientôt assigner les limites naturelles à la nouvelle thérapeutique, qui, dès son origine, a compté tant de succès.

Notre confrère et bon ami, le docteur Schnitzlein de Munich, a aussi visité l'établissement de l'hydrothérapeute de Graefenberg par l'ordre du gouvernement Bavarois. C'est le résumé de son travail, auquel nous joignons les observations qui nous sont propres, que nous livrons au public.

Tout le monde connaît les difficultés que rencontre celui qui veut écrire dans une langue qui ne lui est point familière. Mais, comme la langue dans laquelle nous écrivons est celle d'une nation toujours prête à accueillir favorablement toutes les découvertes vraiment utiles ; comme notre but est de soulager l'humanité en exposant une méthode applicable à la prophylactie et à la guérison des maladies, nous osons compter sur l'indulgence de nos juges.

Dᴿ **Wertheim.**

Paris, Juin 1840.

INTRODUCTION.

Notre époque, plus que toute autre, est empreinte du désir ardent de découvrir des vérités. Les expériences les plus parfaites, les principes les mieux établis, les jugements les plus rationnels, tout a été soumis au creuset du scepticisme. Aussi, combien de systèmes nés de l'erreur n'ont-ils pas croulé devant cette épreuve, tandis qu'elle n'a fait qu'affermir ceux qui avaient la vérité pour base.

Il n'est pas de science qui, plus que la médecine, ne se soit ressenti, dans ses différentes phases, de la divergence des esprits. Les indications thérapeutiques ont varié comme les théories médicales elles-mêmes; chacun, d'après son système, avait sa manière d'interpréter le mode d'agir des médicaments. Et cependant, ce mode d'agir ne peut se plier aux opinions, il ne peut avoir leur instabilité, c'est l'expérience qui le consacre et le met en dehors de toutes les innovations.

On peut reprocher à la thérapeutique de nos jours de trop compter sur la puissance de ses agents, et pas assez sur les forces médicatrices de la nature. Ne sait-on pas que, sous l'influence des médicaments, naissent des états morbides diamétralement opposés à ceux qu'on veut combattre? On ne fait qu'effleurer la maladie au lieu de l'attaquer jusque dans son centre. On accorde trop d'importance aux phénomènes secondaires, contre lesquels une foule de drogues sont employées, tandis qu'on ne tient pas compte de l'ensemble des symptômes. Cet abus des drogues est suivi d'un double inconvénient : L'estomac, affaibli par la maladie, reçoit un nouveau degré de faiblesse de cette masse de substances étrangères introduites dans l'organisme. Ces substances, souvent douées de qualités spécifiques nuisibles, comme le mercure, produisent, par une administration peu sage, des affections plus opiniâtres que celles qu'elles devaient détruire. Que de maladies faciles à guérir, ne voyons-nous pas récidiver après l'emploi des médicaments dont nous avons parlé! Ne semble-t-il pas que la mé-

decine, loin de chercher à bannir les maux, ne cherche qu'à les perpétuer?

Le régime, ce puissant auxiliaire de la thérapeutique, est trop souvent négligé. Tout le monde sait
que beaucoup de maladies graves guérissent sans
médicaments : cependant, on n'obtient que rarement
ce but, si les efforts salutaires de la nature sont pri-
vés du secours d'un régime convenable; la négligence
que l'on apporte à le suivre fidèlement, suffit pour
rappeler une maladie aiguë, que les médicaments
avaient combattue avec succès.

C'est à un régime approprié, sévère, et rigoureusement suivi, que les médecins homéopathes doivent
les cures nombreuses d'affections qui avaient résisté
aux agents médicaux les plus énergiques.

Un autre reproche que l'on peut adresser à la médecine pratique, c'est le peu d'importance qu'elle
donne à la symptomatologie : « La médecine recule,
a dit un célèbre auteur, dès qu'elle ne s'appuie pas
sur une observation rigoureuse des symptômes. »

Cette opinion s'est vérifiée : les observations des
maladies ne présentent souvent qu'un aggrégat de
symptômes sans cohérence, où sont empreintes des
idées théoriques de leurs auteurs. Nous n'y rencontrons que rarement une narration ingénue, simple,

du cas actuel, un développement exact des symptômes dans leur ordre naturel.

D'autres observateurs, attachant trop d'importance
à des minuties, s'efforcent de les faire ressortir, et
détournent ainsi l'attention du fait principal.

Pendant que la médecine, telle quelle est prati-
quée, fait commettre des erreurs qui lui ont, à juste
titre, mérité nos reproches; l'Europe entière peut
constater les guérisons nombreuses obtenues par
un homme étranger aux écoles et à leurs théories.

Priesnitz, vivant au milieu des Sudètes, dans la Si-
lésie autrichienne, a prouvé et prouve encore chaque jour, par des faits répétés et trop clairs pour
qu'on puisse les révoquer en doute, qu'une manière
de vivre rigoureusement, conforme aux exigences de
la nature, dans les différents cas individuels, unie
à une thérapeutique particulière et analogue, suffit
pour guérir quantité de maladies aiguës et chroniques.
Cet homme, doué d'une énergie et d'une persévérance
rare, a su braver tous les obstacles que lui opposè-
rent l'envie, la haine, le scepticisme savant. Ces
obstacles, l'importance et le nombre de ses adversaires, loin de l'ébranler, ne firent que lui inspirer
une confiance qu'il sait transmettre aux malades qui

viennent subir son traitement, si rigoureux en appa
rence. Le soin qu'il prend toujours, lors du premier
bain, de voir les malades nus, lui fournit une occa
sion précieuse de juger l'ensemble de l'énergie vitale,
et le degré de détérioration de l'organisme. Toutes les
parties du corps étant exposées à ses yeux, il décou-
vrira aisément le point qui a le plus souffert, les
traces que la maladie et les traitements ont laissées.
De cette manière, il n'échappe pas des signes diagnos-
tiques de la plus haute importance. Il apprécie les différentes nuances de colorations du tissu cutané, sa
densité, son élasticité, son poli, sa coloricité, sa disposition plus ou moins facile à transpirer, les éruptions morbides développées à sa surface. Voilà autant
de signes qui ont chacun leur valeur. Quelle différence
n'existe-t-il pas entre la couleur blafarde des phthisi-
ques, la pâleur des chlorotiques, et la teinte jaune des
ictériques? Telle peau est sèche, rude et âpre, gercée et pleine de fissures; le tissu de telle autre est
coriace et grossier; tandis que celui d'une troisième
est relâché. Outre ces différences, nous en trouvons
d'autres relatives à la transpiration, à son mode d'apparition général ou local, à ses qualités spécifiques
(*Voyez* article Transpiration). Il y a des individus dont
la peau, lorsqu'elle transpire, devient huileuse et
s'humecte inégalement. Quelquefois, l'élasticité de
tissu étant mise en jeu, nous la voyons se contracter
passivement.

Nous voyons l'activité vitale du malade subir même, plusieurs fois par jour, une augmentation qui simule un véritable mouvement fébrile, et que termine plus tard le bain froid.

Ces phénomènes qui se manifestent, soit immédiatement après que le traitement est commencé, soit pendant son cours, complètent le diagnostic. Ce sont aussi ces phénomènes qui font prévoir la guérison, et le temps nécessaire pour l'obtenir.

Si l'on demande quelle est la règle qui guide Priesnitz dans sa manière d'agir; nous répondrons que c'est l'analogie qui le dirige. C'est en comparant les faits qui se présentent à lui, avec ceux qu'il a déjà vus, et qui ont avec les premiers plus ou moins de ressemblance, qu'il établit son jugement. Il concentre toute son attention sur les faits. Cette manière d'agir est certainement la meilleure, et la médecine en retirerait le plus grand fruit, si elle était suivie. La guérison étant son seul but, Priesnitz regarde comme inutile cette classification des états morbides, qui paraît indispensable au médecin. Il ne considère que la somme d'énergie de la vitalité dans les organes sains, par rapport à celle des organes affectés, pour établir le traitement et le pronostic. Il faut bien constater si la guérison n'est pas rendue impossible par la réaction de l'organe malade sur l'organisme entier, ou par la destruction trop avancée d'une partie indispensable à la continuation de la vie.

Après avoir tant parlé de Priesnitz, nous ne pouvons nous abstenir de dire quelques mots sur les malades qu'il reçoit dans son établissement, et sur les médecins qui viennent le visiter. Le nombre des malades surpassa mille, dans l'année 1839. La plupart étaient atteints de maux chroniques, et avaient été traités pendant longtemps, par des médecins, sans avoir éprouvé le moindre soulagement. Beaucoup d'entre eux avaient en vain fait usage des eaux minérales, des bains de mer, étaient inutilement allés habiter des climats plus doux. Un grand nombre avait tellement souffert de l'abus des remèdes et des traitements des médicastres, que le médecin de Graefenberg était devenu leur dernière espérance. Et certes, il est bien fait pour inspirer une confiance parfaite! Nous avons déjà parlé de sa persévérance et de son énergie; qu'on y ajoute les guérisons nombreuses que l'on observe dans son établissement, et l'on comprendra facilement, que ces motifs sont plus que suffisants pour ranimer l'espoir des malades qui comptent le moins sur le rétablissement de leur santé.

Quant aux médecins qui visitent Graefenberg,

Priesnitz ne les empêche nullement de faire des recherches et d'observer, pourvu qu'ils ne cherchent pas, par des moyens quelconques, à intervenir dans ses cures. Cependant, malgré la franchise et la cordialité avec lesquelles il accueille les observateurs, il en est qui se sont montrés indignes de ces égards, et dont la conduite a été très blâmable. Pour nous, nous professons hautement notre admiration pour cet homme qui sut créer, défendre et propager, d'une manière si honorable, une nouvelle méthode si importante, et qui n'opposa que le silence du mépris aux contrariétés, et même à la calomnie de gens à la reconnaissance desquels il avait droit.

EXPOSÉ THÉORIQUE

DES

PRINCIPES

DE L'HYDROTHÉRAPIE.

En développant la manière d'agir d'un homme qui n'envisage que les faits, on sera, sans doute, étonné d'entendre parler d'une théorie qui n'est ordinairement que le produit de l'esprit des philosophes et des médecins spéculatifs. Cette théorie, sortie des écoles, sera toujours regardée comme la meilleure, même par ceux qui reconnaîtront que la méthode dont nous parlerons, a guéri des maladies qui résistaient avec opiniâtreté aux efforts des hommes de l'art. Assurément, nos professeurs qui connaissent la médecine à toutes ses époques, savent parfaitement bien combiner leurs idées, choisir leurs expressions et construire de vastes systèmes ; mais, en comparant, dans toute leur étendue, les systèmes avec les faits d'observations sur lesquels ils reposent, on trouvera souvent une telle divergence entre les faits et les conclusions qu'on en a tirées, qu'il sera impossible de découvrir la cohérence qu'ils ont entre eux. C'est en vain que l'on chercherait chez Priesnitz une semblable théorie, bâtie sur des lois savantes. La théorie de l'hydrothérapeute de Graefenberg, consiste dans l'appréciation de la manière dont se produisent les maladies, et dont elles se terminent, soit par la mort, soit par la guérison, et de ce qui doit se passer pour ramener la santé à son état normal.

Qu'on observe Priesnitz ; on se convaincra bientôt que la connaissance de deux activités, l'une morbigène, l'autre restauratrice de la santé, dirige ses actions en lui servant de règle de conduite.

Nous ferons tous nos efforts pour exposer convenablement les principes qui conduisent à cette appréciation si nécessaire, principes qui nous semblent fondamentaux d'une méthode qui commence à être connue de l'Europe entière. Néanmoins, autant que nous en avons pu juger, on ne leur a pas accordé l'importance qu'ils méritent. Il est encore douteux pour nous, si Priesnitz lui-même a développé ses idées. Il agit, mais il ne communique que rarement sa pensée. Comme nous n'avons pas la certitude que sa manière d'envisager ce sujet serait entièrement conforme à la nôtre, nous n'avancerons rien qui ne soit appuyé sur des faits puisés, soit dans sa pratique, soit dans celle des autres. C'est de cette manière que nous interprêterons une méthode de guérir qui peut subir nombre de modifications, et les heureux résultats qu'elle amène. La différence qui la sépare de nos systèmes, toujours trop empreints de l'individualité de leur auteur, est assez grande. On lui reprochera peut-être de restreindre nos perceptions aux phénomènes extérieurs et visibles ; mais, pour ne tenir compte que des apparitions palpables, nous la voyons néanmoins mettre en état, ceux qui la suivent, d'établir un pronostic aussi juste que sûr. Nous la voyons, en outre, rendre à la santé des organismes délabrés, affectés de maladies les plus graves et les plus opiniâtres. En faut-il davantage pour prouver sa valeur ?

Tout ce qui nous entoure a sur nous une grande influence. Les moyens dont nous nous servons pour conserver notre existence, deviennent les causes fréquentes de nos maux. Souvent, le principe morbigène s'introduit en nous avec nos aliments et nos boissons, avec l'air que nous respirons ; nos vêtements, nos habitations, l'exercice outré de nos facultés les plus nobles, sont autant de sources fécondes de maladies.

Tout ce qui entre dans l'organisme, doit passer à l'état liquide avant d'être assimilé. Ainsi, la digestion chylifie les aliments solides ; de même, toute cause de maladie, dans l'économie animale, se mettra primitivement en contact avec les liquides de l'organisme (bile, sang, etc.). L'apparition plus ou moins prompte de l'état morbide, sa gravité, seront relatives à la quantité ou à la qualité de la matière morbigène qui, accumulée dans l'organisme, est l'agent matériel du trouble de la santé. *Ce sont*, pour nous servir des expressions d'Hyppocrate, *des organisations impures :* CORPORA IMPURA.

Une maladie, bien qu'elle semble quelquefois nous frapper subitement, est néanmoins le résultat d'un développement lent et progressif. Trop souvent nous ne nous apercevons pas du tout de l'invasion du mal, ou sa marche presque insensible éveille à peine notre attention. Beaucoup de gens se croient bien portants, parce que leur état est tolérable. Les observateurs superficiels ne jugent pas différemment, quoique déjà il existe une disposition marquée à des maladies graves et mortelles.

L'ensemble des parties restées intègres dans l'orga-nisme, luttent encore avec succès contre un mal qui s'a-grandit toujours, en provoquant des crises, soit par les sueurs, par des diarrhées, par des écoulements sanguins, par des métastases vers le tissu cutané; et au nombre de ces métastases, il faut ranger le furoncle de la peau. La partie qu'il occupe n'est pour rien dans son origine, car le furoncle est un exutoire dont se sert la nature pour éliminer les matières morbides répandues dans l'organisme. C'est dans le même but que nous voyons survenir l'érysipèle, la scarlatine, les miliaires et la petite vérole.

Avec un peu d'attention, nous verrons que c'est la plupart du temps vers la peau que la nature dirige les parties les plus fugaces et les plus malfaisantes, pour s'en débarrasser. Nous trouvons une preuve convaincante de cette assertion dans la gravité des accidents qui résultent des métastases, des éruptions cutanées, sur les organes internes. Le sphacèle de certaines parties dans les fièvres nerveuses, etc., est un argument plus frappant encore. Les autres organes excrétoires, tels que les reins, le tube digestif, en éliminant les parties morbides mises à leur portée par la nature, travaillent de concert avec la peau à l'accomplissement de la crise.

Mais cette crise momentanée, souvent n'a pas lieu. Le mouvement fébrile peut manquer, les matières morbides ne s'accumulent pas toujours pour être évacuées ensuite par un travail d'excrétion, qui peut aussi ne point s'établir. Très souvent la maladie prend une direction vicieuse vers un organe intérieur ou extérieur. Il en résulte bientôt différents états morbides qui dérivent et de l'affection primitive, et de l'idiosyncrasie du sujet. Quoique ces dérangements locaux conservent toujours quelque chose qui rappelle leur origine, ils se limitent néanmoins de plus en plus, et ne tardent pas à offrir des traits caractéristiques.

Les différentes espèces de matières morbides peuvent se rattacher, comme causes déterminantes, à certaines séries d'affections.

Priesnitz s'applique surtout à découvrir, dans les cas différents, les rapports des causes aux effets, et d'apprécier la nature des maladies par leur différence d'origine. Par cette raison, il n'attend pas la manifestation des phénomènes spéciaux qui démontrent l'existence de matières morbides spécifiques, dans le cas de faiblesse causée par une perte abondante d'humeurs; dans le grand nombre d'affections nerveuses, suite d'un régime débilitant; dans les maladies purement locales, comme la gastralgie, la chlorose, etc.

Je ne puis passer sous silence une circonstance trop négligée en médecine, et qu'on regarde, à Graefenberg, comme très importante, soit qu'elle se pré-

sente comme cause de maladie, soit comme phénomène détaché. Les êtres organisés ne conservent leur
intégrité qu'autant que leur calorification ne sort
point de ses limites naturelles; mais la production
du calorique, et sa propagation uniforme dans l'organisme, subiront d'autant moins de variations sous les
influences diverses des impressions extérieures, que
la santé sera plus parfaite. Dès qu'elle s'altère, l'homme
devient incapable de résister impunément aux tem-
pératures variables. Le calorique produit avant, d'une
manière stable et uniforme, se montre inconstant :
Ainsi, nous le rencontrons parfois en abondance à
la surface de l'organisme; dans d'autres cas, il se
concentre dans son intérieur. Les malades éprouvent
alors, ou des alternatives d'horripilation et de chaleur, ou la sensation intense du froid et de la chaleur,
particulière aux paroxismes de la fièvre intermittente.

C'est surtout à l'intérieur de l'organisme que la
chaleur se développe dans les maladies chroniques;
et alors des frissons parcourent la périphérie du corps.
(Comme les changements sont lents à s'opérer, les
effets de l'anomalie de la calorification sont plus du-
rables).

La physiologie nous a suffisamment démontré que
la plus grande somme de calorique se produit dans

les régions précordiales, et que, ce qui n'avait pas échappé aux anciens, le cerveau est de tous les organes celui qui a la température la plus basse, la moindre capacité pour le calorique. Nous citerons pour preuve les suites funestes de l'insolation sur ce viscère. Van Swieten rapporte (*Commentaire des aphorismes de Boerhave*) : « *qu'un garçon de huit ans, ayant été exposé à une très grande chaleur, avait complètement perdu la mémoire. Dès que le temps devenait plus frais, la mémoire revenait, et il la perdait de nouveau avec le retour des chaleurs. Un écrivain français des plus spirituels, dont le nom nous échappe, était incapable de se livrer aux travaux de l'esprit dès que les chaleurs commençaient à se faire sentir; la saison froide ramenait en lui et le désir et la faculté de se livrer à ses travaux.* » Les maladies fébriles nous offrent journellement les mêmes phénomènes, mais à des degrés plus prononcés; les délires sont en proportion de la chaleur fébrile. Les effets produits par une grande chaleur sur notre corps, sont analogues à ceux de la maladie. L'état d'affaissement dans lequel on se trouve, pendant les fortes chaleurs de l'été, ne rend-il pas impropre au moindre effort physique ou intellectuel? Ne voit-on pas la chaleur trop concentrée des poêles, énerver ceux qui ont l'habitude de s'y soumettre? Leur corps devient faible et ne peut soutenir la moindre fatigue; leur peau, trop délicate et sensible, se contracte à la plus légère fraîcheur; leurs muscles perdent leur fermeté et se relâchent; l'économie entière s'affaiblit, et se trouve rudement ébranlée à l'apparition du mouvement fébrile le moins intense.

Si les aliments que l'on prend sont d'une température trop élevée, des effets analogues à ceux dont nous avons parlé, à l'occasion de la chaleur extérieure, se produiront dans les viscères abdominaux. Les fibres musculaires de l'œsophage, de l'estomac et du tube intestinal entier, tombent dans un état de relâchement tel, qu'il en résulte de graves dérangements dans les fonctions si importantes de ces organes que l'on trouve, après la mort, d'une friabilité remarquable. L'emploi des vomitifs devient, par cette raison, souvent dangereux dans les maladies chroniques. *Le docteur Hahn cite l'observation bien connue des charcutiers, que les intestins des cochons engraissés avec une nourriture que l'on avait l'habitude de faire chauffer, ne valent rien pour l'usage auquel ils servent ordinairement.*

Après avoir exposé quelques principes fondamentaux sur l'origine des maladies, nous arrivons à la question de savoir par quelle voie nous pourrons les guérir, et quelles seront les idées qui nous guideront pour obtenir cette cure.

D'abord, avouons avec franchise, que de la libre action des forces restauratrices innées à l'orga-

nisme dépend le retour de la santé. Ces forces, sans
être dirigées, savent bien souvent trouver d'elles-
mêmes les moyens les plus prompts et les meilleurs
de réparer le désordre morbide. Le premier devoir
du médecin est donc d'éloigner tous les obstacles qui
pourraient les entraver, et de les aider à propos à
mettre un terme à la maladie. Celle-ci résistera d'autant moins qu'elle sera plus limitée, et que les parties qui en sont le siége seront moins altérées. Moins
les organes importants seront compromis, plus l'é-
nergie des forces restauratrices sera grande. Il faut
bien se garder, dans la crainte de diminuer cette
énergie si utile, d'employer un moyen curatif quelconque qui pourrait avoir un effet débilitant. Que
ce motif fasse proscrire les déplétions sanguines, soit
générales, soit locales; car dans le cas d'une hématose
abondante, la déplétion ne serait pas d'une grande
efficacité, puisqu'il faudrait alors employer d'autres
moyens pour rétablir sa production normale. Si le
sang va congestionner seulement quelques parties du
corps, on peut, sans affaiblir l'organisme en évacuant
du sang, rétablir l'équilibre dans la circulation.

Les seuls cas qui, selon nous, ne contre-indiquent
pas les émissions sanguines, sont les cas d'apoplexie.
Les inconvénients que nous reprochons à la saignée
s'appliquent aussi aux purgatifs, et nous en font rejeter l'usage. Ils ne font que diminuer la quantité du
sang sans corriger sa qualité vicieuse. Il est incontes-

table qu'à l'aide des purgatifs, nous débarrassons momentanément le tube intestinal des substances nuisibles qu'il peut contenir; mais cette évacuation s'accompagne toujours de celle d'humeurs auxquelles nous donnons une direction qui est peut-être contraire à celle qu'exigeait la nature du mal. Aussi, ne produisons-nous que très peu d'effet. Celui qui est sous le poids d'une affection chronique, ne voit pas son état s'améliorer par l'emploi journalier des purgatifs; l'atonie des fonctions intestinales, que nous ne rencontrons que trop souvent de nos jours, reste opiniâtrement la même. Quelquefois les évacuants ne font qu'augmenter cette atonie, de sorte qu'on est contraint de recourir aux plus actifs, pour obtenir un effet qu'ils ne produisent pas toujours alors.

Pour réparer, par des moyens diététiques, le désordre des fonctions intestinales, il faut une persévérance à toute épreuve; mais une guérison aussi parfaite que durable en sera la récompense.

Priesnitz, qui a pour principe de ne jamais affaiblir, permet à ceux de ses malades dont une affection chronique a diminué les forces, de prendre les aliments que réclame leur appétit. C'est encore le même principe qui lui fait interdire à ses malades tout ce qui pourrait produire en eux une excitation quelconque, et avant tout l'acte du coït. Ses soins vigilants s'étendent à tous les exercices, afin de les renfermer dans les limites convenables. Les jeux de quilles, de cartes, disparaissent de son établissement dès que l'on commence à s'y adonner avec trop d'ardeur. Il fait son possible pour ne procurer à l'esprit que des sensations agréables, car il sait combien le bien-être moral influe sur le bien-être physique.

C'est principalement à fortifier, à donner une nouvelle énergie vitale à tous les organes qui n'ont pas encore subi l'influence de la maladie, qu'il faudra s'appliquer. Les parties saines prévalant une fois, elles contribueront à rendre l'intégrité aux parties malades, ou elles diminueront plus ou moins, en les isolant, leur influence funeste sur le reste de l'organisme. Les organes abdominaux devront, avant tout, fixer notre attention. En eux, se trouve souvent une source d'empoisonnement pour l'organisme entier, comme ils sont aussi le centre d'où part le bien-être universel, lorsque l'harmonie de leurs fonctions est rétablie; car de l'exécution plus ou moins parfaite de ces fonctions, dépend la perfection plus ou moins grande de la chylification, et par suite de la sanguification, qui exige, pour bien s'accomplir, l'inspiration de l'air le plus pur. Aussi, pour parvenir à ce résultat, Priesnitz sait imprimer à son traitement un grand nombre de modifications, comme on le verra plus loin.

Aucun organe ne joue un plus grand rôle que la peau dans ce traitement. Quelle que soit l'affection morbide, les fonctions de la peau sont troublées d'une manière temporaire ou permanente, sans que pour cela la peau elle-même soit malade. Ainsi, la transpiration n'aura pas lieu dans une maladie où elle n'aura aucune importance, lorsqu'elle ne débarrassera pas les organes intérieurs importants, des matières morbides qui les surchargent. Nous tiendrons enfin plus de compte encore de l'enveloppe cutanée, si nous n'oublions pas qu'elle est le médiateur entre la température de l'organisme et celle qui l'entoure.

Une erreur de tous les jours, est celle que l'on commet en couvrant la peau de flanelle, de fourrures, etc. Plus on met de soins à la soustraire aux influences atmosphériques, plus on la rend sensible à leurs impressions ; par-là aussi, on diminue sa propriété éliminatrice, et on la rend impropre à accomplir le vœu de la nature, à débarrasser l'organisme des matières morbides qu'il contient. J'en appelle à la foule des rhumatisants et des goutteux.

Au lieu de rechercher une température plus élevée, le traitement hydrothérapeutique a pour but de donner plus d'énergie à la calorification organique, afin qu'elle s'élève au degré voulu par la nature dans l'état normal; il a pour but de douer la peau d'une capacité considérable pour le calorique, de la mettre enfin à même de supporter impunément les variations de température les plus brusques. Aussi, cette méthode est-elle couronné des plus heureux succès.

Les individus qui s'y soumettent, après avoir vu la température de leur peau s'élever, pendant la transpiration, jusqu'à 3o° R., se plongent dans un bain de 6° R., et n'en éprouvent que des effets avantageux.

Nous avons dejà dit que l'inégale répartition du calorique, dans les différentes régions du corps, produit des sensations très désagréables; c'est ce que prouve aussi l'expérience individuelle. Cette circonstance est d'autant plus fâcheuse, que l'abondance du calorique se rencontre principalement dans les organes de la tête, de la poitrine. L'hydrothérapie cherche alors à soustraire l'excès du calorique en le reportant vers les parties inférieures qui le supportent avec beaucoup moins d'inconvénients, ainsi que la congestion qui le plus souvent l'accompagne. C'est encore un but analogue qu'elle se propose en voulant rappeler à la périphérie, vers des parties devenues presque *ex-sangues*, l'afflux-sanguin qui se fait vers l'intérieur. (*Voyez*, pour plus de détails, les articles BAINS DE SIÉGE, FRICTIONS).

EXPOSÉ PRATIQUE

DU

TRAITEMENT.

« Je ne conçois pas comment on peut écrire sur ce
« sujet, me disait un jour Priesnitz : ce qui convient
« à l'un ne convient pas à l'autre, même dans des cas
« semblables en apparence ; ce qui est utile aujour-
« d'hui, demain sera peut-être nuisible. »

Ce peu de mots de Priesnitz expriment très bien
l'impossibilité de donner des règles invariables sur
l'administration de l'eau froide en général. L'idiosyncrasie du sujet, les indications tirées de son état, doivent nous diriger dans le choix des moyens curatifs.
Cette règle de conduite a toujours été celle des médecins éclairés ; on ne peut s'en écarter sans risquer
de nuire au malade.

Tout en imprimant à notre méthode thérapeutique
des modifications variées, nous verrons qu'un traite
ment analogue s'applique à un grand nombre de ma·

lades. Presque tous ceux qui doivent le subir dans toute son étendue, sont enveloppés le matin dans une couverture de laine d'un tissu rude et grossier. Cet emmaillotement ne doit cesser qu'après une transpiration suffisante. Aussitôt que la sueur commence, on la facilite en faisant boire quelques verres d'eau froide; la transpiration en pleine activité, on donne le bain froid, après lequel le déjeûner est servi sur les huit ou neuf heures. Les exercices auxquels on se livre ensuite, développent un degré de chaleur agréable; bientôt on se rend aux douches, distantes d'une demi-heure. L'état maladif de chacun en règle l'emploi. Enfin, le reste du temps qui précède le dîner, qui a lieu à midi, est consacré à prendre un bain de siége. L'eau, dont on a dû faire largement usage dans la matinée, est encore la seule boisson permise pendant ce repas, qui se compose de mets peu nombreux et assez simples. La conversation, des exercices très modérés occupent le temps de la première digestion, temps pendant lequel on s'abstient de boire. Parmi les malades, il en est chez qui l'on provoque une nouvelle transpiration. Ils se livrent alors préalablement à quelques mouvements pour rendre la sueur plus facile, et restent ensuite enveloppés jusqu'à six ou sept heures du soir, époque à laquelle ils prennent un bain froid, et immédiatement après un souper léger. Une heure se passe ensuite en conversation, puis on répète le bain de siége pour aller, bientôt après, se livrer au sommeil.

Ceux dont les souffrances exigent l'usage des fomentations ou des bains locaux prolongés, trouveront, pendant le cours de la journée, le temps nécessaire pour remplir ces indications.

Cette exquisse générale suffit pour démontrer que le malade de Graefenberg doit sacrifier tous ses instants aux exigences du traitement. Il doit travailler lui-même à l'œuvre de son rétablissement, en employant consciencieusement tous les moyens dont il peut espérer du succès. Il doit enfin s'observer attentivement pour pouvoir apprécier les modifications du traitement qui sont le mieux en rapport avec son organisation et sa maladie.

De l'Eau,

CONSIDÉRÉE COMME BOISSON DIÉTÉTIQUE ET THÉRAPEUTIQUE.

Tous traitements conformes aux lois de l'hygiène, et, avant tout la méthode hydrothérapeutique n'admettent d'autre boisson que l'eau froide. Pour donner à l'eau ce privilége, il suffit de savoir que l'usage fréquent de la bière, du vin, de l'eau-de-vie, du café, du chocolat, etc., peut produire de véritables maladies. (*Voyez* plus bas, du LAIT.) Cette faveur exclusive, pour l'eau froide, paraît plus méritée encore lorsque l'on réfléchit que ce liquide est le meilleur prophylactique que nous ayons, et qu'en variant ses modes d'administration, nous pouvons guérir les maladies aiguës et chroniques les plus dangereuses et les plus opiniâtres. La nature, en nous destinant l'eau, nous l'a su rendre aussi indispensable pour étancher notre soif, que l'air atmosphérique pour notre respiration. Néanmoins, nous ne pouvons exposer à son action, les malades qui en ont perdu l'habitude, qu'avec la précaution la plus grande. Tel est le résultat d'une manière de vivre qui n'était plus conforme aux lois de la nature, que la quitter subitement pour rentrer sous le domaine de ces lois, c'est commettre une grande imprudence; les yeux d'un homme plongé depuis longtemps dans l'obscurité, ne s'accoutument que lentement à la lumière; de même, celui qui s'est soustrait à l'influence salutaire de l'eau fraîche, ne peut y revenir que par degrés. C'est surtout dans les maladies accompagnées d'une fièvre intense que l'augmentation de la soif, de la chaleur, indique suffisamment le besoin impérieux qu'éprouve l'organisme pour un liquide rafraîchissant, tel que l'eau. Dans les affections chroniques, au contraire, où les instincts conservateurs se taisent ordinairement et ne poussent qu'imparfaitement l'homme à employer les moyens propres à le guérir, le malade, devenu hydrophobe, doit être d'abord très réservé sur l'usage de l'eau froide. Des individus affectés de gastralgie peuvent à peine la digérer; ils éprouvent du malaise, de la pesanteur à la région épigastrique; ils sont même pris de vomituritions. Dans ces cas, c'est par cuillerées qu'il faut commencer l'usage de l'eau froide; l'habitude amènera bientôt le malade à avaler et à supporter sans peine vingt ou trente verres de ce liquide par jour; et cette quantité n'est point superflue, car l'état de maladie impose la nécessité d'en user beaucoup plus largement que l'état de santé.

L'eau fraîche et pure produira seule des effets salutaires. Une fois habitué à cette boisson, on se verra bientôt à même de saisir les moindres nuances que présenteront ses différences de fraîcheur, de pureté, etc. On mettra, entre chaque ingestion, un intervalle suffisant pour que la quantité d'eau que l'on doit boire se trouve répartie aux différentes heures de la journée. Le matin, à jeun, on en puisera quelques verres à la source, et on aura soin de les avaler lentement et par petites gorgées. Cette règle cependant n'est pas applicable à tous les cas : ainsi, la gastrodynie exige que l'on ingère rapidement, et coup sur coup, plusieurs verres d'eau. Ce liquide, malgré sa grande affinité pour les fluides de l'organisme, ne peut se mêler

au sang, qu'après avoir subi, dans l'estomac et le duo-
denum, les transformations qui le rendent assimilable.
On suspend l'usage de l'eau un peu avant le dîner
pendant lequel on n'en prendra que quelques verres.
On devra s'en abstenir pendant la première digestion,
pour y revenir lorsqu'elle sera achevée, ce dont nous
avertit la sensation de soif, qui ordinairement se fait
sentir lorsque l'estomac est vide ; le besoin de boire
que nous éprouverons nous servira de mesure. Il sera
avantageux d'avaler, avant de se coucher, au moins
deux ou trois verres d'eau; si la soif nous éveille pendant la nuit, il faut la satisfaire, ce qui est toujours
permis, excepté quand les organes intérieurs sont
dans un état d'échauffement, comme les poumons
après le chant, l'estomac lorsqu'il est plein d'aliments
chauds. Celui qui s'est habitué à l'eau, comme boisson, sentira beaucoup plus souvent le besoin d'en
boire, que celui qui ne fait usage, pour étancher sa
soif, que des liquides artificiels.

L'eau, comme boisson, est le seul moyen naturel
capable de modérer la soif inextinguible qui se manifeste dans les maladies fébriles; plus elle sera pure et
fraîche, plus son action sera énergique. Donnée sans
mélange, on ne s'en dégoûtera jamais comme des autres boissons; elle seule suffit souvent pour calmer les
ardeurs si insupportables qui sont propres à certaines
affections : aux fièvres bilieuses, nerveuses, au pyro-

sis par exemple ; elle déterge et rafraîchit les organes de la cavité buccale, porte une action résolutive sur la bile corrompue, sur les mucosités visqueuses et souvent acides qui se trouvent attachées aux parois de l'estomac et des intestins. De même que l'administration extérieure de l'eau développe les forces musculaires, de même son administration intérieure donne une énergie nouvelle à l'estomac, qui peut alors plus facilement se débarrasser des matières qui le fatiguent. *Ainsi, l'eau est le meilleur moyen de favoriser une digestion laborieuse.* L'eau corrobore tellement le tube intestinal, que toutes ses fonctions s'accomplissent avec la régularité parfaite voulue par la nature ; elle diminue la chaleur où elle est en excès ; l'augmente dès qu'elle s'abaisse au-dessous de l'état normal. Son influence bienfaisante s'étend aux nerfs, aux muscles, à tous les sens ; et à mesure que les forces physiques sortent de leur abattement, les facultés intellectuelles reprennent leur activité. L'eau est le seul agent qui nous permette de rendre au sang la fluidité qui lui est propre et de lui donner une base susceptible de résoudre et d'entraîner avec elle les substances morbides, soit par les voies naturelles, soit en provoquant des phénomènes particuliers, des furoncles, l'érysipèle, etc. *Il n'est pas un homme bien portant qui ne puisse regarder l'eau comme le meilleur préservatif des maladies ; pas un malade à qui l'usage de l'eau ne soit indispensable, s'il veut recouvrer la santé.* L'eau pure, administrée à doses et à temps convenables, convient à tous les cas et à tous les individus. Chaque remède, au contraire, demande, pour son emploi, que l'on ait déterminé, avec la plus grande exactitude, le cas auquel il est restreint.

Du Régime.

Les malades de Graefenberg, presque tous réunis à la même table, ont la même nourriture, excepté le cas où des maladies aiguës, un défaut complet d'appétit, imposent une diète sévère. On leur sert ordinairement, pour déjeûner, du lait cru et froid, du pain et du beurre. Ces aliments sont encore ceux du souper; seulement on y ajoute quelques pommes de terre. Les mets du dîner sont plus substantiels : Ce repas se compose d'un potage, de très bon bouilli, de légumes, d'un rôti, de poulets, de canards, d'une salade et d'un dessert dans lequel il n'entre ordinairement que des fruits très délicats et succulents. Une nourriture abondante et réparatrice est absolument nécessaire à ceux qui subissent le traitement. L'eau, en facilitant la digestion, lui donne une telle énergie, que l'appétit, croissant de jour en jour, exige impérieusement des aliments très nutritifs. Cette augmentation de l'appétit est singulièrement favorisée par l'abondance de la transpiration, par les bains, les exercices corporels, l'éloignement des occupations intellectuelles. Aussi, on ne trouvera nulle part une réunion de malades qui soient de meilleure humeur. S'il en est dont les maux invétérés ne peuvent être déracinés entièrement, ils ne sentent pas moins, comme tous les autres, leurs forces renaître et augmenter.

Il est très rare que Priesnitz apporte quelques modifications au régime, qu'il rend parfois plus sévère. Chacun sait que la soustraction d'aliments affaiblit l'organisme, et qu'une nourriture substantielle et copieuse le rend plus fort. C'est pour cette raison que l'abondance de l'alimentation, dans les maladies chroniques, est réglée sur le besoin de manger que les malades éprouvent.

Priesnitz n'oublie pas qu'il faut habituer l'estomac à la nourriture simple du pays, sans trop s'inquiéter du choix des aliments. Il en sait à propos diminuer la quantité; nous avons pu observer, dans son établissement, un malade affecté d'une diarrhée chronique qui reconnaissait pour cause l'atonie des intestins, et qui était compliqué d'un épuisement général et d'un œdème des pieds. Ce malade mangeait d'abord à la table commune, mais comme le mal, après avoir cédé d'abord, récidivait, le malade fut réduit, pour toute nourriture, à un petit morceau de pain blanc avec du lait. La diarrhée diminua alors, les forces augmentèrent, et l'œdème disparut. Il est vrai que l'usage intérieur et extérieur de l'eau, que l'exposition prolongée au grand air, et l'exercice, excitent un appétit des plus vifs; mais si peu d'individus savent comprendre leurs véritables besoins, qu'en général on se laisse trop aller à ce désir de manger; c'est ce qu'on peut observer très souvent à Graefenberg. Ces écarts de régime ne peuvent qu'être nuisibles. Nous regardons, comme une modification très importante du traitement, de ne permettre de prendre le déjeûner et le souper, que tout à fait froids. Le dîner même ne doit être servi que modérément chaud; l'eau fraîche qu'on boit pendant le repas, diminue encore la température des aliments, qui ne devront jamais être échauffés pour les malades atteints de maux d'estomac; tels que gastrodynie, vomituritions chroniques. Qu'on se rappelle combien est nuisible l'influence de la chaleur sur l'organisme entier : en ne donnant que des aliments froids, cette influence hostile est diminuée, et la calorification devient plus énergique et plus salutaire. Les mets aigres et salés doivent être défendus à ceux qui ont la syphilis. Cette précaution devient inutile, quand cette affection est compliquée d'hydrargyrose. Nous n'admettons l'usage fréquent du beurre, que parce qu'on en a l'habitude dans le pays; autrement, nous le rejetons. Le

beurre le meilleur est toujours un aliment difficile
à digérer.

De la Transpiration.

*La transpiration est la modification la plus essentielle
du traitement hydrothérapeutique*, celle qui demande
de la part des malades le plus de temps et de bonne
volonté. Ceux-là seuls en sont exempts, qui n'ont
qu'une affection locale, qui se trouvent dans la première période d'une maladie inflammatoire, qui n'ont
jamais offert de symptômes annonçant une dyscrasie
quelconque, comme des douleurs arthritiques, etc.;
ceux enfin, qui, après le bain froid, n'éprouvent pas
des horripilations continuelles, soit générales, soit
partielles. Voici la manière de produire cette transpiration : le malade est emmailloté dans une couverture de laine très grossière, assez longue et large pour
pouvoir parfaitement bien entourer deux fois le corps
d'un homme de taille médiocre; on enveloppera le
malade d'autant plus étroitement, qu'il a moins de
disposition à transpirer (*). On ne laisse d'espace
entre la couverture et le corps que celui qui est né-

(*) Cette difficulté qu'a la transpiration à s'établir, est aussi une
indication d'ajouter plusieurs couvertures à la première.

cessaire au malade pour qu'il puisse se frotter verticalement la poitrine et les membres. Les matelas doivent être bourrés de foin ou de paille, car les autres
substances, une fois pénétrées par la sueur, ne sé-
cheraient pas assez vite.

Quand il s'agit du traitement d'une maladie chronique, c'est dès les quatre ou cinq heures du matin qu'a
lieu l'emmaillotement ; ordinairement, après une
heure environ, la transpiration, favorisée par l'ac-
cumulation de la chaleur organique autour du corps,
commence à s'établir; alors cessent les sensations
désagréables de sécheresse et d'ardeur, les congestions vers la tête. La durée de la transpiration varie
beaucoup, une ou deux heures suffisent quelquefois,
principalement au début du traitement; mais bien
plus souvent, et surtout chez les arthritiques, trois ou
quatre heures de transpiration sont nécessaires. Elle
doit être interrompue dès qu'une sensation de malaise,
de pesanteur se fait sentir à la tête. Si l'on néglige ce
symptôme, cet avertissement précieux que nous donne
la nature, et qu'on croie pouvoir accélérer le rétablissement par une transpiration forcée, on en sera
puni par une indisposition plus ou moins grave qui
retardera la guérison.

Priesnitz, avec la prudence et le tact qui le carac-
térisent dans toutes ses actions, sait modifier la

transpiration de différentes manières. C'est toujours l'idiosyncrasie du malade et les indications que lui fournit la maladie elle-même, qui le dirigent. Il 'ne fera transpirer un malade faible que peu de temps. Alors, il préfère une nouvelle répétition du moyen dans l'après-midi, après un exercice préparatoire convenable. S'il observe que la transpiration débilite, il la suspend pour le moment. Si le malade est très sensible, sa peau tellement relâchée que la sueur coule trop vite et trop abondamment, il sait varier la manière de la produire. Dès que des mouvements fébriles critiques se font observer, on renonce à la transpiration, ainsi qu'à tous les autres moyens dont l'influence pourrait être trop énergique, comme la douche, par exemple. Certaines circonstances influent différemment sur le mode et la facilité de la transpiration. Nous la voyons facile et abondante chez les arthritiques, et les rhumatisants, chez les personnes grasses, chez celles qui boivent beaucoup d'eau, qui ont une constitution frêle, et dont la peau est blanche et délicate ; tandis que nous la trouvons plus rebelle chez les individus fortement constitués, d'un tempérament flegmatique, qui souffrent des hémorrhoïdes. On peut établir, en général, que la transpiration est d'autant plus facile que la calorification naturelle se fait mieux, que l'affluence des humeurs vers la peau est plus considérable, et que l'enveloppe cutanée elle-même jouit de son état normal. Si la température de l'air est chaude, si l'atmosphère n'est pas trop humide, trop agitée

par des orages, si en même temps un léger exercice
a précédé l'emmaillotement, la transpiration se fait
sans difficulté. Comme l'activité de l'organisme doit
seule développer la chaleur qui la produit, il est évi-
dent qu'on doit écarter du malade tout agent capable
de lui communiquer son calorique. Dans certains
cas assez fréquents, on voit que quelques parties
du corps ne peuvent pas transpirer, malgré tous les
moyens employés. Ces parties sont ordinairement le
siége principal de la maladie; on les couvre d'une
compresse mouillée et froide, qu'on a soin d'appliquer avant de couvrir le malade. Au moyen d'un fil
attaché à cette compresse, on peut la déplacer et la
replacer à volonté. *Nous avons observé un malade sujet
à de violentes congestions cérébrales, malade qui ne faisait encore que débuter dans le traitement, et qui ne
pouvait transpirer qu'à la tête. Son corps, entièrement
enveloppé d'un drap de lit mouillé, des compresses froides
étaient sans cesse appliquées sur la tête, le cou et la partie
supérieure de la poitrine. A la suite de l'apparition de
vives démangeaisons et de douleurs cuisantes à la peau,
cette membrane reprit son activité naturelle, et il en ré-
sulta une transpiration aussi abondante que salutaire.* La
sueur, limpide et aqueuse d'abord, présente des
qualités différentes à mesure que la séparation des
matières morbides se fait, et qu'elles sont portées
vers la peau. Alors elle devient visqueuse, collante;
elle prend une couleur jaunâtre, brunâtre, principalement chez les goutteux; son odeur est piquante,

acide, âcre, etc., et cette odeur, chez les malades qui préalablement ont subi de longs traitements, retrace celle des médicaments dont ils ont fait usage. Aussi, avons-nous remarqué que l'odeur de la sueur des individus saturés de mercure, est la même que celle des individus qui ont une salivation mercurielle. De même, le malade sent le soufre, quand il en a pris pendant longtemps. Des phénomènes analogues se manifestent après l'administration d'autres remèdes. Pour nous, la sueur est critique lorsqu'elle diminue les souffrances du malade, souffrances qui prennent toujours un nouveau degré d'accroissement pendant que la séparation des matières morbides s'opère, et que leur excrétion se prépare. Pour connaître la vérité dans des cas semblables, le médecin ne doit pas toujours s'en rapporter à la sensation du malade, il doit aussi en appeler à son propre jugement.

Tout le monde, sans doute, ne sera pas de notre avis sur les transpirations méthodiques répétées, non-seulement pendant des jours, mais même pendant une longue série de mois. On pourra supposer, et à tort, que chaque transpiration, en éliminant les matières morbides de l'intérieur de l'organisme, causera des pertes anormales superflues et très difficiles à réparer; que la peau ne peut être l'émonctoire de toute espèce de matières morbides; les vomissements, les diarrhées qui surviennent pendant le traitement,

le prouvent assez. On verra dans la transpiration de
l'après-midi, un moyen éminemment nuisible qui,
en imprimant aux parties organiques une direction
opposée, affaiblit l'estomac et les intestins, et trouble
la digestion. Aussi, observe-t-on des constipations
opiniâtres, chez les malades chez lesquels le traitement est prolongé plus qu'il ne convient; constipations
que des lavements et autres moyens analogues font
cesser. On dira aussi, et on peut le prouver, que
beaucoup d'affections contre lesquelles, à Graefenberg, des transpirations auraient été employées, ont
cédé à l'usage exclusif de l'eau froide, combinée avec
un régime sévère. On objectera encore que les transpirations réitérées pendant longtemps, dans les maladies chroniques, par exemple, affaiblissent la peau
au lieu de l'endurcir; que la faculté dépurante de cet
organe s'élève à un degré contre nature, et qu'il en
résulte pour l'organisme entier un état d'irritation
absolument nuisible; que les sueurs prolongées rendent la peau tellement susceptible, que des ulcères,
des furoncles prêts à se cicatriser, s'ouvrent de nouveau. On va même jusqu'à faire le reproche d'incon-
séquence à ce traitement, comme si en appelant les
crises à la peau, il ne laissait pas la nature libre de
choisir la voie qu'elle préfère. Enfin, les adversaires
de notre méthode disent que l'on n'a jamais vu des
sueurs continuelles dans le cours des maladies, et
que l'observation la plus ancienne prouve que ce
n'est qu'au plus haut degré de développement de ces

affections, que la nature provoque les sueurs qui doivent les terminer. Ajoutons à cela la remarque que nous avons faite nous-mêmes, il y a plusieurs années, dans un des plus grands hôpitaux de l'Allemagne; nous avons vu apparaître, sous l'influence de l'administration des diaphorétiques, d'abondantes éruptions pustuleuses, furonculeuses et miliaires, etc., qui avaient le double effet de détruire la maladie et de neutraliser l'effet des médicaments ingérés. Voici notre réponse aux objections précédentes : La transpiration, cette modification principale de notre traitement, diffère totalement de celle qu'on produit par les moyens usités. On ne connaît pas dans notre méthode les infusions chaudes, ni les autres agents diaphorétiques. L'emmaillotement dans des couvertures de laine, et quand cela ne suffit pas, dans des draps de lit mouillés, l'eau froide en boisson, et un courant d'air, voilà nos seuls moyens pour provoquer la sueur. Les diaphorétiques, en cédant à l'organisme la chaleur dont ils sont pénétrés, stimulent l'estomac, le sang et tous les viscères. *La méthode de Graefenberg, au contraire, n'employant pour arriver à son but que la chaleur organique de l'individu, conserve, par l'ingestion de l'eau fraîche, une température plus basse à tous les organes intérieurs.* Voilà pourquoi cette manière de transpirer, loin de débiliter, augmente les forces. Cette idée, tout à fait neuve, n'est point une hypothèse, mais repose sur de nombreuses expériences.

Une autre différence non moins essentielle, c'est que presque tous les malades se plongent, immédiatement après avoir transpiré, dans le bain froid, pour y corroborer la peau (*Voyez* plus loin, l'article Bain froid), dont l'activité, dans la plupart des affections, mais surtout dans celles qui sont chroniques, se trouve plus ou moins diminuée. Il faut savoir tenir compte de cette circonstance, afin de disposer convenablement l'enveloppe cutanée à effectuer la crise lorsque le moment en sera venu. Si, pour arriver à ce but, on se restreint à l'usage exclusif du bain froid, la peau devient sèche, âpre, coriace ; elle se gerce et se couvre de vésicules, et l'on a ainsi un organe qui se trouve dans des conditions qui ne lui permettent qu'incomplètement d'éliminer la matière morbide. De là, une crise pénible, accompagnée de phénomènes qui indiquent des troubles violents dans l'économie. Déjà, nous avons suffisamment prouvé que c'est la partie la plus subtile des matières morbides qui doit s'échapper par la peau. Nous ne connaissons que peu d'états maladifs qui ne soient jugés, quand même il y aurait d'autres symptômes critiques, par l'apparition simultanée d'une sueur abondante, ou par une desquamation générale. Nous voyons donc que, d'un côté, la terminaison de presque toutes les maladies est due à l'activité de la peau ; et que de l'autre, l'excitation continuelle de la sueur n'empêche pas cette terminaison de se décider par d'autres voies. Des vomituritions, des diarrhées, des hémorrhagies

ont très souvent un caractère critique. L'augmentation des forces et de l'embonpoint des malades qui,
au début du traitement, étaient semblables à des
squelettes, sont des preuves que les sueurs journa-
lières n'affaiblissent pas du .tout. En même temps
qu'un surcroît d'énergie musculaire se fait sentir,
l'excès de graisse disparaît.

Une amélioration si palpable, démontre victorieu-
sement que les craintes de voir l'organisation ne
pas réparer ses pertes, sont mal fondées. Les transpirations de l'après-midi ne peuvent en aucune manière troubler la digestion, puisqu'on ne les provoque
jamais avant que cette fonction soit presque terminée.
D'ailleurs, la meilleure réponse à cette assertion se
trouve dans l'excellent appétit des malades. Il est vrai
que la constipation est fréquente chez les individus
qui commencent à boire beaucoup d'eau; mais pour
la vaincre, il suffit de continuer l'usage de cette
boisson.

La rupture des cicatrices, d'ulcères, durant l'application médicale de l'eau, est un fait qui s'accorde avec
l'idée fondamentale sur laquelle repose notre méthode.
Les nouveaux ulcères sont autant de voies qui rendent
l'évacuation des matières morbides plus prompte et
plus facile.

La surexcitation de la peau, que peut produire une transpiration continuelle, se trouve contrebalancée par l'effet confortatif du bain froid, effet qui s'étend à l'économie entière; de sorte que cette surexcitation, une fois calmée, ne peut avoir que des avantages. *Aussi, la cessation des sueurs est suivie d'un état de bien-être, d'un sentiment d'énergie, qui se répandent dans l'organisme débarrassé des matières morbides.*

D'autres raisons, tirées de l'expérience, nous prouvent encore l'utilité de la transpiration pour la cure des maladies les plus différentes; nous les développerons en nous occupant des autres modifications du traitement hydrothérapeutique.

Des Bains froids.

De vastes baignoires, dans lesquelles passe continuellement un courant d'eau fraîche, se trouvent dans l'établissement de Priesnitz. Les plus petites surpassent encore du double la grandeur de nos baignoires ordinaires. L'espace, dans les plus spacieuses, dont la forme est ronde, est assez grand pour permettre la natation. L'eau tombant d'une certaine hauteur dans l'un de ces réservoirs, constitue en même temps une espèce de douche. Sa température est de 6° à 8° R., pendant l'été, et seulement de 1° à 4° R., pendant l'hiver, qui est très long à Graefenberg. Des glaçons nagent alors à la surface du liquide, et s'attachent aux bords des baignoires. Une fois les malades habitués à l'usage de l'eau froide, on n'élève pas la température de leur bain en y versant de l'eau chaude.

La manière de leur communiquer cette habitude est la suivante : Au début de son traitement, le malade, quand même la transpiration n'a été que très légère, prend un bain de siége de 12° à 16° R., et se frotte, avec les mains mouillées, la partie antérieure du corps, tandis que les infirmiers en font autant pour la postérieure. Cette manœuvre suffit d'abord pour les personnes faibles, et qui craignent l'eau. D'autres, après les frictions que nous avons indiquées, se plongent dans l'eau froide de la grande baignoire, et retournent immédiatement dans l'eau qui a quelques degrés de chaleur de plus, ce qui leur procure une sensation très agréable. Ce n'est qu'après s'être accoutumé au bain tempéré, et au procédé dont nous avons fait mention, après que les forces ont augmenté, et que ses appréhensions sont dissipées, que l'on permet au malade l'usage exclusif du bain froid; mais alors, il ne fait que s'y plonger un instant, après avoir préalablement mouillé la tête et la poitrine. Peu à peu,

il y reste de trois jusqu'à huit minutes. Ce temps doit
être plus court, ou même le bain suspendu tout à fait,
dès que, sous l'influence des autres modifications du
traitement, de la douche, par exemple, apparaît une
excitation considérable, précurseur des phénomènes
critiques. Le malade qui n'en a pas encore l'habitude,
tremble à la seule idée de se plonger dans le bain froid,
le corps couvert de sueur.

La peau une fois corroborée, sa capacité pour le
calorique étant devenue plus grande, le malade ne
ressent plus d'impression désagréable de l'eau froide
d'une température de 5° à 8° R., même lorsqu'il y
reste plusieurs minutes. La chaleur de son corps est
telle, que le temps passé dans le bain ne suffit pas
pour amener une déperdition de calorique capable de
faire naître la sensation de froid, sensation qui se
fait plutôt sentir vivement à la sortie du bain.

Si un ciel nébuleux voile le soleil, et empêche ses
rayons d'arriver jusqu'au malade pour le réchauffer,
il doit, pour atteindre ce but, se livrer à un exercice
prolongé. Si, comme l'expérience l'a souvent démontré, chez les individus qui, dans l'usage des bains froids,
ne prennent pas les précautions convenables, le séjour
trop prolongé dans l'eau débilite l'organisme par la
soustraction de sa chaleur ; le court espace de temps

que nous y laissons nos malades, ne peut que fortifier la peau et l'organisme tout entier. A l'impression du froid, succède bientôt la réaction.
Rien de plus agréable que la sensation qui accompagne cette réaction, après que le corps, échauffé
par la transpiration, s'est rafraîchi dans le bain
froid. Toutes les facultés physiques et morales ont
acquis une nouvelle énergie. Une fois le premier essai
terminé, la crainte de la répétition du bain froid
se dissipe, et tous les malades s'y soumettent avec
plaisir.

Mais en plongeant ainsi dans le bain froid les malades en pleine transpiration, ne les expose-t-on pas
à des congestions mortelles sur les viscères intérieurs?
Beaucoup, nous en sommes convaincus, taxeront
d'imprudence cette manière d'agir, et ne manque-
ront pas de raisons, en apparence incontestables, pour
prouver qu'il en doit résulter les accidents les plus
fâcheux. Le contraire a lieu cependant : des centaines
de malades se baignent journellement, comme nous
l'avons dit, dans les grands établissements, sans jamais en éprouver le moindre inconvénient. C'est plutôt après le bain partiel que l'on observe des résultats
désavantageux. Une dame, au moment où elle était en
pleine transpiration, craignant de se plonger dans le
bain, n'y mit que ses pieds ; cette infraction aux règles
du traitement fut suivie d'une arthralgie violente,

dont elle ne fut délivrée que par des transpirations
continuées pendant plusieurs jours. Il est vrai qu'une
légère congestion a toujours lieu vers les intestins, la
poitrine et la tête. Ceux dont les intestins sont en bon
état, s'en ressentent à peine ; ils n'éprouvent qu'une
oppression passagère et peu forte à la poitrine, lorsqu'ils entrent dans le bain froid. Nous avons vu des
malades atteints de diverses affections pulmonaires,
cracher du sang lorsqu'on les soumettait au bain
froid. Ce crachement de sang n'aurait-il pas eu lieu
sans cette influence? Quoiqu'il en soit, les bains froids
sont généralement défendus à de semblables malades.
D'un autre côté, nous avons observé des individus
sous le poids de lésions organiques du cœur, entrer,
sans aucune hésitation, et éprouver une sensation
de bien-être dans le bain froid, soit après avoir transpiré, soit en sortant du lit. Un seul faisait exception.
*C'était un officier qui dépassait 60 ans. Il était maigre,
avait beaucoup souffert de la goutte, et il était à présumer
que des métastases critiques avaient eu lieu sur les ar-
tères du cerveau. Cet officier, qui, pendant ses campagnes,
avait éprouvé les plus grandes fatigues, était le seul
parmi des centaines de malades, qui ne pût rester pendant une demi-minute dans le bain froid sans avoir des
vertiges, et sans perdre connaissance, de manière qu'il
ne pouvait quitter le bain qu'à l'aide de son domestique.
Il dut se borner à l'usage des demi-bains tempérés, ac-
compagnés de frictions. Il lui était également impossible
de supporter la douche.*

Puisque nous en sommes à la manière d'administrer l'eau froide, nous n'irons pas plus loin sans faire une réflexion très importante. Il est de règle, et cette règle est immuable dans les maladies chroniques, de ne jamais employer l'eau froide quand le corps est tout à fait refroidi : un exercice convenable doit précéder cet emploi ; car le corps, en sortant du lit, ou après avoir été emmailloté dans des couvertures de laine, possède un tel excédant de chaleur, que l'eau à laquelle on l'expose, malgré sa grande capacité pour le calorique, lui en laisse suffisamment pour que la circulation et la calorification se fassent encore avec assez d'énergie. *La froideur de l'eau ne doit point causer une impression douloureuse ; elle est uniquement destinée à enlever l'excès de calorique, et à en régulariser la production.*

Si on réfléchit bien à ce que nous venons de dire, on comprendra l'action énergique et pénétrante des transpirations méthodiquement continuées, et l'influence importante des bains froids et des affusions froides. Ce qu'il y a de particulier, d'original dans la manière d'agir de Priesnitz, c'est la combinaison de ces deux moyens. On boit de l'eau froide, on respire un air frais, pendant qu'on transpire ; la peau seule est le point où la chaleur se concentre. Voilà d'où provient l'innocuité du bain froid sur le corps en sueur. De même que pour durcir et transformer en acier le fer chaud, on le trempe dans l'eau froide. Cette comparaison ne paraîtra pas exagérée, si l'on considère l'influence endurcissante des bains froids sur le corps qui transpire. La différence entre la température de l'eau (4° à 8° R.), et celle de la peau (30° à 40° R), donne à cet organe le plus haut degré de capacité pour le calorique. C'est ce qui explique les effets merveilleux que Priesnitz obtient plus souvent pendant l'hiver que pendant l'été. La manière d'essuyer et de frictionner la peau mérite aussi qu'on s'y arrête. On l'essuiera avec de grands draps de lit, d'un tissu pas trop fin, de sorte qu'il résulte du frottement une sensation très agréable. La main qui, déjà dans le bain, avait servi à frictionner le corps, servira encore au même usage lorsqu'il sera essuyé. Ces frictions sont analogues à celles destinées à produire des phénomènes électriques ou magnétiques. Elles agissent assez puissamment pour contribuer à la résolution des engorgements, des indurations, pour calmer des douleurs, pour exciter l'activité des intestins, etc. Nous savons d'ailleurs combien les médecins orientaux les emploient souvent.

Des Douches.

Les principales douches, véritables chutes d'eau naturelles, sont à une demi-lieue de Graefenberg, sur

le sommet d'une montagne située dans le milieu d'une
forêt. On traverse d'abord, pour y arriver, des terres
découvertes, et ensuite des bois de chênes et de hêtres.
Il y a des douches différentes pour les hommes et pour
les femmes. La hauteur de la chute varie de huit à
vingt pieds, et la largeur de la colonne de liquide
de deux à quatre pouces. On se déshabille dans
une petite maisonnette construite avec des planches ;
des planches servent également à former une enceinte
aux douches dont l'éloignement des habitations est
motivé sur des raisons assez plausibles. Dans ce lieu
écarté, en effet, se trouve en abondance une eau
fraîche et pure qui jaillit du sein de la terre. Les malades ne peuvent s'y rendre sans se donner de l'exercice au grand air, et c'est précisément ce que Priesnitz désire. Soumis à l'action de la douche, lorsque
leur peau est chaude, ils résisteront plus énergique-
ment à la froideur de l'eau, et l'activité de l'organisme
se développera en eux avec plus de promptitude.
Après s'être déshabillé, on se mouillera la tête, la
poitrine, la nuque, pour exposer ensuite différentes
parties du corps à la douche. Les épaules, la nuque et
la région du dos peuvent supporter la chute verticale
de l'eau. Pour diminuer la force de percussion, il
suffit de présenter obliquement la partie que l'on
veut doucher. Les objets environnants servent de
point d'appui, et préviennent les chutes qui seraient
inévitables sur un sol très glissant. Les mains, croisées
sur la tête, serviront très bien pour rompre la force

de la douche tombant sur cette partie qu'il ne convient presque jamais d'exposer à la chute verticale.

On doit user de la même précaution pour la région précordiale. Une dame, pour l'avoir négligée, fut prise, sur-le-champ, d'évanouissement. Les malades, par eux-mêmes, sont très inattentifs à observer les règles de l'application de la douche.

L'eau des douches, à sa sortie de la terre, ne parcourant qu'un court espace dans une espèce de gouttière en bois, a pendant l'été une température de 4° à 6° R.; selon que l'atmosphère sera plus ou moins chaude, plus ou moins calme, suivant que l'on restera en repos, ou qu'on se livrera au mouvement, la température de la douche paraîtra plus ou moins élevée.

Le contact des premières gouttes d'eau sur le corps produit un frissonnement général; mais une fois que le liquide a mouillé toutes les parties, une sensation de bien-être, une chaleur agréable, pénètrent toute l'économie. Il suffit pour réchauffer les parties où le froid se fait sentir, de les exposer à la douche.

Une peau naturellement sèche, âpre, d'une couleur

terne, peu sensible, conserve son aspect pendant quelque temps, malgré la douche. Celle-ci, au contraire, n'a pas plutôt frappé une peau active, sensible, blanche, qu'elle la fait rougir. Les portions de l'enveloppe cutanée qui correspondent aux parties souffrantes, par exemple, la peau qui couvre une tumeur blanche du genou, restent longtemps pâles, pendant que le reste du corps devient rouge.

Une vive secousse se communique à tout l'organisme par le choc de la douche. Il en résulte une chaleur qui donne à cette secousse un caractère spécial. Ce n'est qu'après avoir quitté la douche, et lorsque le corps est essuyé, que l'évaporation de l'eau, à la surface de la peau, cause une impression de froid dont l'intensité varie avec la température de l'air. Bientôt le retour de la chaleur a lieu, et les heureux résultats de la douche se font sentir. Toutes les forces renaissent, l'activité mentale est plus grande, la calorification plus énergique. On sent affluer avec abondance le sang vers la périphérie sous l'influence de la douche; ce liquide, et les vaisseaux qui le contiennent, sont excités. *De là résultent l'augmentation de chaleur de la peau, le nouveau degré d'activité des sens, de l'estomac, des intestins, en un mot, l'excitation de toutes les fonctions.*

Des hémorraghies supprimées se rétablissent. *C'est*

ainsi que la douche rappela une épistaxis à laquelle nous étions sujet, et qui avait manqué depuis plusieurs mois. L'abus de la douche, chez les personnes délicates et sensibles, amènera de la faiblesse et de la fatigue; tandis que nous avons vu des hommes vigoureux exposer impunément leur tête pendant quinze à vingt minutes au choc d'une colonne d'eau tombant verticalement de quatorze pieds d'élévation. Une constitution robuste, l'habitude de la douche, en permettra l'application même pendant l'automne, au grand air, pendant plus d'une demi-heure. *Un malade, chez qui nous avions diagnostiqué une affection organique du cœur, loin d'éprouver la moindre exacerbation dans ses accidents, se sentait, après l'application de la plus forte douche, et plus vif et plus fort. Faible et maigre en arrivant à Graefenberg, il n'y avait pas passé six semaines, que son état s'était beaucoup amélioré.*

Nous appliquerons donc la douche, dans les cas où il sera nécessaire de fortifier la peau, de rendre ses fonctions plus actives. Son emploi est d'un avantage incontestable, où il s'agit de fluidifier, par une secousse puissante, des matières morbides, dont la résolution est impossible à tout autre moyen, et de les diriger vers la peau. La douche n'est pas moins efficace pour rappeler des évacuations sanguines supprimées, des éruptions cutanées qui ont disparu, pour combattre les maladies chroniques d'un organe intérieur, les engorgements de la veine porte, etc.

Il y a des malades auxquels on conseille de se promener au grand air immédiatement après la douche, et de s'exposer aux rayons du soleil, sans autre couverture qu'un grand drap de lit. Qu'on se rappelle l'influence salutaire et vivifiante que l'air et le soleil exercent sur tous les êtres organisés; qu'on songe combien l'insolation est utile pour guérir les affections nerveuses, arthritiques rhumatismales, et l'on comprendra facilement quel grand avantage il y a d'exposer à l'action combinée de l'air, de la lumière et de la chaleur, un organisme qui vient de subir la vive secousse de la douche.

Du Bain de siége.

Le bain de siége joue un rôle éminent dans le traitement hydrothérapeutique; il est d'une utilité incontestable. Aussi, tous les malades y sont soumis au moins une fois par jour, quelques-uns même plusieurs fois. On le prend dans des cuvettes de bois dans lesquelles l'eau atteint une hauteur de trois à cinq pouces.

En commençant le traitement, surtout dans les cas

d'affections chroniques, l'eau sera tempérée d'abord, plus tard on descendra à la température ordinaire. Dans les maladies aiguës, où le sang congestionne certains organes, on donnera au premier bain de siége une température de 12° à 15° R., que l'on baissera dans les bains suivants, de manière à arriver successivement à la température naturelle de l'eau. Les parties plongées dans ce bain étant ordinairement les plus chaudes, le premier contact causera une impression pénible de froid. On ne l'éprouve pas moins malgré un usage prolongé de ces bains ; mais elle cède bientôt pour faire place à une sensation de bien-être. L'eau, dans laquelle le corps se trouve partiellement plongé, s'échauffe, et si par des mouvements on ne déplace pas les couches du liquide, toute impression de froid disparaît. Chez les individus qui y sont disposés, on remarque une légère congestion vers la tête, résultat de la froideur et de la pesanteur de l'eau. On peut la prévenir par des lotions préalables d'eau froide à la figure, et l'application d'une compresse trempée dans le même liquide, sur la tête. Chez les autres malades, on n'observe pas cette congestion. Après un séjour prolongé dans le bain de siége, le pouls se ralentit ; à mesure que l'eau se réchauffe, on sent disparaître l'excès de chaleur dans les parties supérieures ; celles qui sont dans l'eau, vers lesquelles se précipite le courant sanguin, jouissent ainsi d'une circulation plus rapide.

Il est indubitable que le liquide, par sa tendance à se mettre en équilibre de température avec l'organisme, lui enlèvera son excédant de calorique, il en résulte des sensations très agréables, et facilement perceptibles. Bientôt ce contact de l'eau n'est plus sensible, à moins qu'en dérangeant son niveau, on ne permette à l'air de venir frapper les parties mouillées. Ce n'est que chez des individus d'une grande sensibilité, ou lorsqu'on a refroidi le bain, qu'il survient des horripilations universelles; horripilations qui se manifestent aussi sous l'influence de l'air à la sortie du bain. Le retour de la chaleur se fait attendre plus ou moins longtemps, selon que la caloricité est plus ou moins active. Une fois reproduite, elle ne dépassera pas le degré voulu par la nature. On comprend sans peine que l'action du bain de siége, où l'on n'est resté que peu de temps, diffère beaucoup de celle du même bain lorsqu'il est prolongé. L'influence du froid prédomine pendant les premières dix ou quinze minutes. Son effet fortifiant est connu ; mais en demeurant plus d'une demi-heure dans ce bain, il en résultera, non pas un affaiblissement, mais une dérivation puissante.

Nous mentionnerons encore ici une circonstance particulière : c'est la grande faculté absorbante de la peau dans le bain froid. On pense généralement, et à tort, que l'absorption est plus forte dans le bain chaud que dans le bain froid, et c'est même sur cette opinion erronée qu'est fondé l'usage répandu du premier. Mais qu'on se rappelle que ce bain appelle à la peau une sueur abondante, et l'on verra qu'une absorption considérable ne saurait avoir lieu, pendant que cette excrétion s'effectue. On s'est imaginé que les pores ouverts largement, sous l'influence d'une température élevée, devaient permettre plus facilement la pénétration de l'eau; mais cette hypothèse n'est basée que sur des vues mécaniques.

D'un autre côté, ne voyons-nous pas l'infiltration augmenter, chez les individus leucophlegmatiques, par un temps humide et froid; preuve que l'absorption des fluides est favorisée par le froid joint à l'humidité.

L'absorption du liquide, dans le bain de siége, est la cause principale de son efficacité. On conçoit que l'on ne peut se soumettre que peu d'instants à l'action des bains entiers, des lotions et des douches; tandis que le bain de siége, surtout si on le répète plusieurs fois par jour, met l'eau froide en rapport immédiat avec une surface étendue du corps pendant un laps de temps assez long.

L'emploi du bain de siége varie selon le but qu'on se propose.

Supposons qu'il s'agit de combattre une gastrite;
on met alors le malade dans un bain de siége de 12° à
15° R., afin de prévenir la congestion la plus légère.
Au bout d'une demi-heure, on renouvelle le bain avec
de l'eau plus froide, ce qu'on répète encore après un intervalle égal au précédent, en se réglant toutefois sur
les circonstances. Le malade, en même temps, avale
par petites gorgées une quantité considérable d'eau
froide. S'il vomit les premières doses, il conservera les
suivantes, ce qui le soulagera beaucoup. On applique
simultanément des compresses froides sur la région
précordiale. Des frictions faites sur les bras et les
pieds, avec les mains mouillées et froides, serviront à
détourner la congestion de l'estomac, et à la reporter
vers les parties extérieures. Le retour de la chaleur,
après le frissonnement qui suit immédiatement le se-
cond ou le troisième bain de siége, est un signe cer-
tain que l'on a atteint le but désiré.

Ce n'est donc pas sans surprise que nous voyons
dans tous les écrits des médecins, les boissons fraî-
ches défendues pendant les gastrites. De temps immé-
morial n'a-t-on pas couvert de compresses refrigé-
rantes les plaies accompagnées de douleurs brûlantes?
et pourquoi le même moyen ne serait-il pas doué de
la même propriété pour calmer les inflammations internes! On a vraiment lieu de s'étonner que parmi
les découvertes humaines, les plus simples et les plus

utiles sont toujours celles qui se font les dernières.
D'après ce que nous venons de dire, il résulte que le
bain de siége peut s'appliquer à un grand nombre
d'affections, soit qu'elles aient leur siége dans la partie immédiatement mise en contact avec l'eau froide,
soit dans une partie plus éloignée, soit enfin qu'elles
consistent dans des états morbides généraux.

Ainsi, nous voyons les effets salutaires du bain de
siége dans la faiblesse des organes génitaux, dans
l'impuissance et les accidents qui les accompagnent.
On ne doit pas y rester plus de 15 minutes, et la
grande excitation qu'il amènerait doit toujours le faire
proscrire immédiatement avant l'instant du coucher.

Le bain de siége montre encore son influence for-
tifiante dans les différentes espèces de leucorrhées,
dans les maladies syphilitiques récentes. Il agit alors
en éloignant les humeurs morbides et en donnant du
ton aux parties malades. Ce ne sera, sans doute, pas
sans un grand étonnement, qu'on nous entendra dire,
qu'il n'est aucun moyen plus sûr pour calmer les douleurs qui précèdent les règles et pour les faire cesser
tout-à-fait que l'usage réitéré des bains de siége. Autant les idées reçues sont contre notre assertion,
autant il est vrai qu'un bain de siége, d'une basse
température, rendra plus abondant l'écoulement

menstruel qui se fait incomplètement. S'il y a suppression complète, l'eau froide rendra aux organes génitaux l'énergie nécessaire pour exercer cette fonction.

Le bain de siége est encore indiqué dans les différentes maladies de l'abdomen, comme dans la diarrhée, dans la dyssenterie, dans le choléra, dans la constipation opiniâtre. L'effet de son application est d'autant plus marqué que la maladie est plus grave.

Nous voyons quel parti avantageux on peut tirer de l'eau froide, surtout si on l'emploie au début de la maladie. Son application calme immédiatement la cuisson, le tenesme, la chaleur et les anxiétés qui se font sentir dans l'abdomen. Le même effet a lieu pour le choléra. L'eau froide donnée largement en boisson, et en bain de siége, est le moyen par excellence pour vaincre la constipation opiniâtre. L'augmentation du mouvement péristaltique s'annonce par les flatuosités qui s'échappent si facilement pendant que le malade se trouve dans le bain de siége.

Dans le cas d'affections hémorrhoïdales, on retire un soulagement beaucoup plus prompt du bain de siége, que de l'application réitérée des sangsues et de l'administration des purgatifs.

Par le même moyen, nous hâtons la guérison de la gastralgie, des engorgements viscéraux, du foie, de la rate, des glandes mésentériques, On recommande aux personnes qui portent ces états morbides, de frictionner avec les mains, l'abdomen, la région épigastrique, etc. Ces frictions se font aussi sur la poitrine, lorsque les organes et les vaisseaux qui se trouvent dans cette cavité sont le siége d'un vice organique. Les règles relatives à l'application du bain de siége dans les cas de gastrite sont les mêmes pour la pneumonie, la pleurésie, l'encephalite, etc.

La congestion qui a lieu lorsqu'on entre dans le bain de siége, ne l'empêche pas d'être un excellent dérivatif, lorsque l'afflux sanguin se porte vers le cerveau ou la poitrine. Soit qu'on y ajoute des compresses froides, soit qu'on néglige cette précaution, on voit disparaître sous son influence, la migraine, la céphalalgie arthritique, les maux de tête qui reconnaissent pour cause les hémorrhoïdes.

Des Fomentations froides.

Ces fomentations que l'on renouvelle à mesure qu'elles commencent à s'échauffer et dont on baisse artificiellement la température avec de la glace, sont trop connues pour que nous ayons besoin de nous y arrêter plus longtemps. Elles sont de la plus grande utilité dans les inflammations qui compliquent les plaies, les contusions, etc.

Priesnitz, cependant, même dans les cas où les matières morbides sont dans l'organisme en trop grande abondance, n'applique pas les fomentations sur les parties correspondantes au siége du mal. En les faisant dans une région voisine, on prévient la formation d'un ulcère ou d'un abcès critique sur ces parties.

Des Compresses froides.

Les compresses froides occupent par leur importance un des premiers rangs parmi les agents de la méthode hydrothérapeutique. Il y a peu de malades à Graefenberg, qui ne soient soumis à leur application. Ces compresses sont des morceaux de toile trempés dans l'eau froide. Une forte torsion en exprime le liquide, avant de les placer sur les parties souffrantes. On garantit les vêtements de l'humidité au moyen d'un morceau de toile sèche, ou de toile cirée. On ne change ces compresses que quelquefois dans la journée. Après avoir produit par leur premier contact une sensation de froid, elles augmentent la calorification d'une manière bien sensible dans la partie qu'elles recouvrent. Celle-ci se trouve alors dans un bain de vapeur continuel, produit par l'élévation de la chaleur du corps et par l'humidité de la compresse; on la remplace dès qu'on s'aperçoit qu'elle sèche et que par conséquent la résorption est finie.

On appliquera donc les compresses toutes les fois qu'une souffrance extérieure sera le résultat d'une excitation nerveuse, de douleurs rhumatismales, d'une consomption, d'ulcères, de fistules, etc.

Ainsi, les affections chroniques de la tête, des organes de l'ouïe, exigent l'application des compresses froides autour du crâne. Observe-t-on des congestions anciennes, une sensibilité habituelle des yeux, comme chez les hypocondriaques par exemple, on les couvrira la nuit avec une compresse froide. Ce même moyen convient aussi dans le gonflement rhumatismal des glandes sous-maxillaires. Le cœur soufre-t-il d'une lésion dynamique ou organique; les malades sont-ils tourmentés par la pyrosie, la gastralgie; des vomituritions, des douleurs arthritiques dominentelles dans une partie quelconque ; c'est encore à l'application des compresses froides qu'il faudra recourir dans ces différents états morbides.

Nous avons déjà dit combien la transpiration, dans les parties où elle se montre rebelle, est facilitée lorsqu'on les entoure de compresses froides par-dessus lesquelles on met ensuite une couverture épaisse. Ordinairement alors, la sueur devient épaisse et gluante. Pour que l'influence des compresses froides s'étende à toute l'économie, on enveloppe le corps dans des draps de lit mouillés, et on les renouvelle aussi souvent que le retour de la chaleur a lieu vers la peau. De cette manière, l'enveloppe cutanée éprouve une soustraction considérable de calorique, et se trouve fortifiée ; l'équilibre de la caloricité se rétablit et toute anxiété disparaît. Ces emmaillotements se répètent cinq à six fois par jour.

Si le malade reste enveloppé pendant longtemps, il en résulte une sueur tellement abondante, que ce moyen de provoquer la transpiration est le meilleur, surtout lorsqu'il existe une excitation fébrile. Dans ces cas, nous préférons envelopper le corps dans des tissus humides, que dans des tissus secs. Les tissus humides, en effet, avant l'arrivée de la transpiration, rafraîchissent la peau et fournissent des matériaux à son absorption. L'effort médical de la nature, la fièvre, sera ainsi parfaitement imité. Nous employons les emmaillotements humides partout où il s'agit de provoquer une réaction énergique à la peau, et où nous voulons chasser, de l'intérieur de l'économie vers cette enveloppe externe, des matières morbides.

Des Bains locaux.

Les bains locaux, comme les fomentations, sont destinés à combattre les maladies locales. Nous adoptons pour principe, qu'il faut, contre les maladies générales, diriger une médication générale; attaquer localement les affections locales; et ne tenir compte des phénomènes qui se manifestent sous l'influence des états morbides universels, que pour traiter ces derniers.

Ainsi, on baigne les yeux au moyen de petits verres concaves dans le cas de cataracte commençante, dans la myopie, l'amplyopie, etc. Dans les cas d'ophtalmie, d'excitation du système général, on baigne l'occiput. C'est la partie souffrante qui est mise en contact avec l'eau dans la prosopalgie, dans les diverses névralgies, dans les douleurs ischiatiques, arthralgiques , dans les tumeurs du cou, dans les contractures, les ankyloses. Comme dans ces cas la guérison résulte principalement du contact réitéré des parties malades avec l'eau, on peut aussi recourir à des lotions fréquentes; elles sont surtout avantageuses dans les affections des yeux : on les fait avec une éponge avant de se coucher.

L'eau injectée dans les différentes cavités de l'organisme aura des effets analogues. Les malades atteints de coryza, d'épistaxis , d'affections chroniques du sac lacrymal et des yeux, éprouveront du soulagement, en aspirant plusieurs fois par jour de l'eau froide par les narines.

Les lavements d'abord tièdes, puis froids, sont un des moyens les plus efficaces pour vaincre la constipation : de même que nous fortifions la peau et les muscles par des bains froids, de même nous donnons, par les lavements froids, une nouvelle énergie à la partie inférieure du tube intestinal. La guérison des leucorrhées, chez la femme, est fondée sur le même principe.

DES CRISES.

Un des phénomènes qui mérite le plus de fixer notre attention dans le traitement hydrothérapeutique, est le surcroît d'activité des parties encore saines de l'organisme pour rétablir l'accord d'où naît la santé.

Il semble que le mal s'éteint par degrés : supposons qu'une gastralgie ait été remplacée par un état anormal de l'utérus, une blennorrhée, par exemple; le traitement hydrothérapeutique fera disparaître l'affection consécutive, et la gastralgie reviendra pour s'évanoüir à son tour. Nous voyons ainsi tous les maux antérieurs se réveiller : des ulcères cicatrisés s'ouvrent de nouveau, pour se consolider pour la vie; des douleurs, devenues presque nulles, se font sentir plus vivement, et disparaissent pour toujours. Ces phénomènes s'accompagnent souvent de taches rouges, de pustules, de vésicules, d'inflammations érypselateuses. Quelquefois des excrétions critiques, telles que des sueurs, des urines, des vomituritions, des hémorhagies ont lieu en même temps que des mouvements fébriles. C'est alors, pour réprimer ces troubles, que la sagacité et l'expérience du médecin de Graefenberg se montrent d'une manière admirable. Ici plus de règle à suivre : tout dépend de l'appréciation du moment. Ordinairement on fait cesser toute manipulation stimulante ; on tâche de dissiper les congestions de la tête, des poumons, etc. Les bains, les transpirations, les douches sont suspendus, ou on n'en fait qu'un usage très modéré ; on use avec moins de timidité de l'eau en boisson, en bains de siége, en fomentation, etc.

C'est le moment de mettre à contribution toutes ses connaissances médicales. Le rapprochement des faits que l'on a soigneusement observés, la justesse du jugement et l'énergie de l'action, sont plus nécessaires que jamais. Ce sont ces troubles accidentels, qui rendent un traitement hydrothérapeutique dangereux, s'il n'est pas dirigé par des médecins instruits. Celui qui ne s'est pas occupé spécialement de ce traitement, ne saura ni en prévoir, ni en diriger les suites. Il regardera comme dangereux tel phénomène, qui, au fond, n'est que très propice, et qui disparaîtra avec le retour des forces et le rétablissement de la santé du malade.

DE

LA CURABILITÉ DES MALADIES

PAR

L'HYDROTHÉRAPIE.

———◆———

Des faits sans nombre ont mis hors de doute, que l'usage de l'eau froide, des transpirations méthodiques, suffisent pour guérir radicalement une grande quantité de maladies. Je dis radicalement, car ce traitement détruit le mal jusque dans ses racines, et la stabilité de ses effets compense la longueur de sa durée. Il exaspère le mal avant de le guérir ; et, pour arriver à ce dernier but, il ne fait qu'aider les efforts médicateurs de la nature sans les forcer à prendre une direction déterminée.

Il n'existe pas une seule maladie, à notre avis, contre laquelle l'eau froide comme boisson, le grand air, l'exercice et un régime bien ordonné ne se montreraient très utiles, quels que soient d'ailleurs les autres agents curatifs mis en usage pour la combattre. Peu de dispositions morbides, soit héréditaires, soit acquises, résisteraient à de tels moyens hygiéniques.

La manière de vivre à Graefenberg se montrera, sans contredit, utile à tous ceux dont les forces morales et physiques ont été affaiblies par une alimentation surabondante et des boissons trop chaudes, trop irritantes, par un séjour prolongé dans des lieux où règne une température élevée, par des vêtements qui concentrent la chaleur sur le corps, par des habitudes efféminées, etc. Au nombre de ces influences nuisibles, nous rangeons les bains chauds. Il serait bon de prescrire, comme une nécessité, après chaque cure qui s'opère par l'emploi des eaux minérales, l'usage intérieur et extérieur de l'eau fraîche. Elle est le meilleur moyen de consolider la guérison et de prévenir les récidives.

Aucune maladie n'est plus fréquente dans la classe riche, dont la vie est efféminée, que les rhumatismes. Ordinairement, et fort mal à propos, on leur oppose un traitement échauffant; car, par la méthode hydrothérapeutique, on en obtient une guérison sûre et radicale. Nous avons vu employer cette méthode avec un plein succès contre une paralysie rhumatismale du bras droit; paralysie compliquée de douleurs qui avaient le même caractère, dans la nuque, l'épaule,

la région du coccix et dans l'articulation coxofemo-
rale. *Une diarrhée rhumatismale, qui datait de quatorze
mois, avait presque épuisé le malade; le traitement de
Priesnitz le guérit complètement. Son efficacité est la
même dans la foule des affections de ce genre.*

Nous arrivons à des maladies qui ont avec les précédentes beaucoup d'affinité, *ce sont les affections ca-
tarrhales.*

Pendant notre séjour à Graefenberg, nous avons
observé quantité de catharres chroniques parfaitement guéris ; la guérison était d'autant plus facile
que le mal dépendait d'une affection gastrique ou abdominale.

*Il y avait même un individu affecté de tubercules sup-
purés dans les poumons, et chez lequel les récidives de
pleurésie étaient fréquentes. Sa maladie se compliquait
en outre de désordres dans les fonctions intestinales, désordres qui furent bientôt dissipés. Les accidents inflammatoires disparurent ; la lésion pulmonaire, contre laquelle le traitement ne pouvait et ne devait pas être
dirigé, fut enrayée dans sa marche, et n'étendit plus sa
funeste influence sur le reste de l'organisme.*

Les catharres et les rhumatismes aigus sont traités avec

le même succès par notre méthode. Nous avons guéri, nous-même, il y a peu de temps, un malade affecté d'une fièvre catarrhale très intense. Il était très sujet à cette affection qui ne le quittait jamais avant trois ou quatre semaines. Loin d'empêcher l'expectoration, l'eau froide, au contraire, est le meilleur moyen de la faciliter.

Les états morbides produits par l'abus des médicaments, et qui compliquent l'affection primitive, résistent souvent à tout, *et l'hydrothérapeutique peut seule les détruire.* Telles sont les convalescences des maladies aigues que l'on a traitées par des saignées trop fréquentes, par des médicaments qui ont dérangé les fonctions digestives. Une cure obtenue par de semblables moyens est très souvent encore suivie par de nouvelles crises.

Cet état morbide secondaire n'est, dans aucun cas, plus manifeste que dans l'hydrargyrose (maladie produite par l'abus du mercure). C'est, dans cette circonstance surtout, que le traitement que nous avons décrit se montrera supérieur à toutes les drogues des pharmaciens.

Nous avons vu à Graefenberg des malades semblables à des squelettes, avec tous les symptômes d'une fièvre hectique et qui étaient en proie aux

accidents de la syphilis et à ceux de l'abus du mercure. *L'un fut guéri après deux mois et demi de
traitement, l'autre un peu plus tard. L'on vit successivement chez eux, la fièvre disparaître, les forces musculaires et l'embonpoint revenir, et de nombreux furoncles
donner lieu à une évacuation considérable de pus.* Ces
malades, et ceux qui portent des éruptions herpétiques,
ont besoin des transpirations les plus intenses. Il y
avait des personnes chez lesquelles les préparations
mercurielles paraissaient indiquées, qui juraient de
ne jamais avaler de leur vie un seul grain de calomel,
tellement elles étaient convaincues qu'un régime convenable, aidé du traitement hydrothérapeutique,
suffisait pour guérir des gonorrhées, des chan-
cres, etc. Il y a quelques exceptions cependant; nous
avons observé des gonorrhées chroniques qui résistaient avec opiniâtreté à ce traitement. Nous avons
pu nous convaincre que d'anciens ulcères syphilitiques cicatrisés venant à se rouvrir et à sécréter du
pus jaunâtre, on pouvait complètement les guérir en
ne les couvrant qu'avec de la charpie imbibée d'eau
froide. *Parmi les malades de Graefenberg, les goutteux
se trouvent en très grand nombre.*

La méthode hydrothérapeutique a les plus heureux résultats lorsqu'il y a des métastases sur diverses
parties de l'organisme, sur les articulations, par
exemple, qui ont perdu leur mobilité, sur le crystallin

qui commence à s'obscurcir, et, dans certains cas, prend une forme irrégulière.

Ainsi, nous avons vu un malade chez lequel des métastases arthritiques avaient déformé et rendu immobiles les articulations phalangiennes des mains et des pieds. Sa maladie avait opiniâtrement résisté aux différentes tentatives médicales ; le traitement de Graefenberg le rétablit avec lenteur, mais radicalement.

On se souvient très bien à Graefenberg, d'un officier prussien que la goutte avait rendu sourd et presque paralytique ; lorsqu'il quitta l'établissement, il avait recouvré le libre usage de ses membres et de l'ouïe.

Le traitement hydrothérapeutique est aussi très favorable à la cure des ulcères quelqu'étendus et quelqu'anciens qu'ils puissent être. On les considère comme des exutoires naturels, destinés à éliminer les matières morbides contenues dans l'organisme. *La maladie générale une fois vaincue, les ulcères ne tarderont pas à se cicatriser, eussent-ils leur siége dans la peau ou dans les os.* La sécrétion dans les ulcères sera d'autant plus considérable, que les matières morbides se portent avec plus d'impétuosité vers la peau.

Il nous est impossible de passer sous silence l'obser-

vation d'un officier qui arriva à Graefenberg, dans l'état suivant : fièvre hectique, carie scrofuleuse à la jambe gauche, fausse ankylose de l'articulation du genou: Après un traitement de quatorze mois, l'état général de sa santé s'était beaucoup amélioré ; les ulcères étaient ci-catrisés, et l'articulation du genou avait repris sa mo-bilité. Nous avons été témoins d'un fait semblable, chez un autre militaire chez lequel la carie de la jambe avait fait tant de progrès, qu'on était sur le point de prati-quer l'amputation.

Des observations multipliées, tirées, soit de notre pra-tique, soit de celles d'autres médecins, prouvent de quel grand secours peut être l'eau froide, employée d'une ma-nière convenable, pour guérir les hémorrhoïdes, l'hypo-çondrie, etc.

Il n'est pas moins incontestable que la scrofule et le rachitisme ont, dans le traitement à l'eau froide, leur meilleur moyen prophylactique et thérapeutique.

L'engorgement des glandes se dissipe peu à peu, à mesure que la maladie, dont cet engorgement n'est qu'un symptôme, s'évanouit. Nous avons observé une diminution considérable d'une tumeur glandu-leuse qui occupait la région auriculaire et s'étendait jusqu'à la clavicule. Cette tumeur, d'origine scrofu-

leuse, était en outre compliquée d'une dyscrasie
gonorrhoïque.

*Le traitement hydrothérapeutique s'est montré aussi
d'une grande utilité contre des récidives inflammatoires
des viscères de la poitrine et de l'abdomen,* récidives qui
avaient été vainement combattues par des déplétions
sanguines copieuses. Malgré le climat dur de Graefenberg, elles ne reparaissent plus.

Nous n'avons pas eu occasion d'observer, à Graefenberg, ni encéphalites, ni pneumonies. Cependant
nous ne doutons pas que notre traitement leur soit
applicable. Si l'expérience journalière nous apprend
que les inflammations extérieures cèdent très bien à
l'application de l'eau froide, pourquoi n'en serait-il pas
de même pour les inflammations intérieures. Nous
remarquons, en outre, que les phlegmasies violentes
ne se montrent que très rarement chez les individus
qui ne boivent que de l'eau; et, d'ailleurs, ces phlegmasies ne disparaissent pas toujours sous l'influence
des déplétions sanguines. Un traitement analogue à
celui dont nous avons donné un exemple suffira pour
triompher des cas graves et pour encourager son emploi dans des circonstances semblables. *Est-il un
moyen plus sûr de rappeler les exanthèmes à la peau et
pour en amener une terminaison aussi heureuse que ra-*

pide, que les affusions froides, les emmaillotements dans des draps de lit mouillés, lorsque la peau est sèche, chaude et âpre? On tient certainement trop peu de compte dans la pratique des essais avantageux de Currie, Leuss, Frochlich, Holbany, etc.

On guérira avec beaucoup plus de difficultés les éruptions cutanées chroniques. Mais quel est le traitement qui les guérit avec facilité? Leur guérison est plus facile chez les enfants, chez les individus blonds, à peau délicate et blanche. Le traitement hydrothérapeutique, en détruisant les causes intérieures des affections cutanées, provoque une plus forte éruption à la peau. *Nous avons observé à Graefenberg un individu qui y était arrivé avec une éruption légère, compliquée d'un dérangement des fonctions abdominales. Ce dérangement disparut complètement pendant que la surface entière du corps se couvrit d'éruptions herpétiques.* Il y a donc tout lieu de supposer qu'un régime convenable et le traitement à l'eau froide finiront par faire disparaître ces altérations de la peau.

Nous l'avons déjà dit, et nous le répétons encore: *aucune affection abdominale, à moins qu'elle ne soit incurable, ne résistera à l'hydrothérapie.* Nous ajoutons qu'aucun mal d'estomac ne pourra être entièrement guéri sans l'usage fréquent de l'eau froide comme boisson.

Diverses névralgies, la migraine, l'insomnie, le vertige, etc., symptômes des affections abdominales, disparaîtront avec ces affections elles-mêmes.

Nous avons souffert d'un pyrosis, contre lequel nous avons employé l'eau froide. A la suite de son application rigoureuse, nous fûmes pris d'un accès de choléra sporadique après la cessation duquel notre guérison fut complète. Nous pourrions citer beaucoup de faits analogues observés dans notre pratique.

C'est en éliminant leurs causes que l'on guérira les maladies nerveuses. Mais cette guérison est loin d'être certaine. Nous avons vu des hommes très nerveux, même quelques épileptiques, trouver leur salut dans l'hydrothérapie, méthode de traitement que nous préférons à toutes les autres, quand il s'agit de combattre une affection hystérique.

Combien de maladies nerveuses qui dépendent d'altérations organiques, maladies que nous passerons sous silence, ne sont-elles pas incurables?

Les affections abdominales dont la cause réside dans des désordres gastriques, comme les fièvres gastriques, le choléra, la dyssenterie, les fièvres pituiteuses, le typhus, la fièvre intermittente, trouveront dans le traitement hydrothérapeutique leur remède souverain, sans qu'on ait à craindre des désordres secondaires.

Dans certains cas exceptionnels, il sera nécessaire de recourir à d'autres moyens. Il nous suffit de rappeler les expériences de Currie, etc, sur l'efficacité des affusions froides. Il faudrait énumérer toutes les maladies, si l'on voulait faire le catalogue de celles que l'hydrothérapie peut guérir. Mais d'après les indications que nous avons données, le médecin déterminera facilement, en réfléchissant, les cas auxquels ce traitement est applicable, et les modifications que réclament l'idiosyncrasie du sujet et sa maladie; ce n'est qu'en le dirigeant contre la source du mal et ses symptômes, que l'on donnera à la guérison un véritable caractère de stabilité.

REMARQUES

DES BAINS ET DES LOTIONS

DANS L'ENFANCE.

———❦———

Il suffit de jeter les yeux sur l'histoire des temps anciens pour se convaincre que notre race a dégénéré, et que nos ancètres l'emportaient de beaucoup sur nous en forces physiques et en santé. Cette différence est le résultat des soins excessifs dont nous nous entourons, de notre éducation efféminée. Avec les progrès de la civilisation nous avons abandonné les voies de la nature, que suivaient fidèlement nos ancètres. Autant ils faisaient un usage fréquent de l'eau froide, autant cet usage est négligé parmi nous. Ne voyons nous pas, en effet, la plupart des hommes trembler d'exposer à l'action de ce liquide, s'il n'est point échauffé, d'autres parties que la figure et les mains. Si pendant les premières semaines qui suivent la naissance, le nouveau-né est plongé dans le bain, c'est uniquement dans un but de propreté; la chaleur de l'eau est telle, que loin de corroborer la peau, elle l'affaiblit.

Convaincus des inconvénients de cette coutume vicieuse, plusieurs auteurs, dans le dernier siècle, élevèrent la voix pour la faire rejeter, et contribuèrent à introduire l'usage des lotions froides parmi les soins que l'on donnait aux enfants. Cette amélioration trouva bientôt des antagonistes parmi les médecins, comme parmi les personnes étrangères à l'art de guérir; on la déclara comme une innovation inutile, dangereuse même. Les lotions froides, selon leurs détracteurs, gâtaient la peau, la rendaient âpre, gercée, empêchaient la transpiration, favorisaient ainsi la malpropreté de l'enveloppe cutanée, et la disposaient aux maladies éruptives et à d'autres affections. De là, la recommandation de l'usage exclusif des bains tièdes.

Ces inconvénients, que l'on attribuait à l'eau froide, inconvénients plutôt apparents que réels, puisqu'ils ne provenaient que d'une application mal dirigée, n'en firent pas moins proscrire les bains froids et rendirent le public presque hydrophobe. Cette proscription, cependant, ne fut pas générale, et quelques bons esprits, pénétrés de la bonté du moyen, y restèrent fidèles.

Bientôt un des médecins les plus distingués de l'Allemagne, le célèbre Hufeland, chercha à réhabiliter l'usage de l'eau froide en vantant ses avantages dans plusieurs écrits justement estimés (1). S'il ne déracina pas entièrement d'anciens préjugés, il avait du moins tracé la route à ses successeurs, qui, marchant sur ses pas, firent enfin sortir l'hydrothérapie de l'injuste oubli où elle était délaissée. Malgré tout ce qui a été fait, on n'est point encore d'accord sur l'emploi des lotions froides et tièdes.

Pour nous, sans nous ranger du côté de leurs partisans exclusifs, nous croyons qu'une sage combinaison des unes et des autres est ce qu'il y a de plus avantageux dans le bas âge. Nous adoptons, en la modifiant sous certains points de vue, l'opinion d'Hufeland. Voici à peu-près comme il s'exprime : *Il faut, tous les matins, laver les enfants de la tête aux pieds.*

Ce moyen est aussi simple qu'efficace : il nettoie et endurcit la surface du corps, la rend moins impressionnable aux influences nuisibles, fortifie le système nerveux, et donne à la peau une énergie qu'elle ne peut

(1) *La Macrobiotique.*

acquérir que par des soins dont la négligence est une source féconde de maladies. La troisième ou quatième semaine après la naissance, est l'époque convenable pour passer progressivement de l'eau tiède à l'eau froide.

Il est, dit Hufeland, de la plus haute importance, de donner un bain tiède au nouveau-né, au moins une ou deux fois par semaine. Rien n'est plus avantageux, plus propre à développer les organes et à régulariser les fonctions. Les effets du bain méritent toute notre attention, et cependant on les envisage rarement sous un juste point de vue.

I. Est-il un agent préférable au bain pour conserver la pureté des humeurs, cette base de la santé? en est-il un plus convenable pour neutraliser les effets de cette transpiration forte, particulière aux petits enfants; ceux de leurs évacuations fréquentes qui, en salissant la peau, ne tarderaient pas à y faire naître des affections plus ou moins graves?

II. Où trouver un moyen plus puissant, pour résoudre les engorgements, pour réparer les désordres de la circulation et du mouvement des humeurs, pour répandre et régulariser dans l'organisme les forces nécessaires au développement et à la santé? L'emploi du bain, dans le premier âge, semblera d'autant plus indispensable, si l'on se rappelle que l'époque de la croissance est celle où l'on voit surgir une foule innombrable de maux (scrofules, tumeurs, rachitismes dentition anomale, etc.).

III. L'organisation de la peau reçoit du bain une influence salutaire, ce qui est d'autant plus utile, que cette enveloppe, par les soins qu'on est dans l'habitude de lui donner, ne perd que trop facilement son activité, se relâche ou acquiert une irritabilité anormale, maladive. Les bains réitérés, au contraire, employés convenablement dès l'enfance, rendront à la nouvelle génération un bien presque généralement perdu, le ton, la fermeté et l'activité naturels du tissu cutané.

IV. Le bain a encore un avantage très-important et souvent méconnu; c'est la direction qu'il imprime aux humeurs vers la périphérie du corps. La nature, de cette manière, s'accoutumant de bonne heure à cette voie, les efforts critiques dans les maladies auront une tendance plus prononcée vers la peau.

Ainsi, d'après Hufeland, les avantages du bain tiède, employé simultanément avec les lotions froides, sont incontestables chez les nouveaux-nés. C'est aussi ce que nous pensons; car nous sommes persuadés qu'une.

éducation convenable et des bains tièdes journaliers,
conjointement avec les lotions froides, amèneront les
résultats désirés. Puisque le bain froid ne produit que
l'endurcissement du corps, il nous sera sans doute
facile d'arriver au même but en évitant les vêtements
trop chauds, les lits de plumes, même avant la fin de
la première année, et en exposant les enfants tous les
jours et pendant un temps assez prolongé au grand
air. Les enfants nés au sein de la pauvreté en bravant
impunément, avec le vêtement le plus léger, la ri-
gueur des saisons, nous prouvent la justesse de notre
opinion. C'est en observant sans relâche les règles indiquées, que l'on arrivera au but que l'on se propose.
Les partisans des lotions froides, seront eux-mêmes
obligés de s'y soumettre. A quoi, en effet, leur ser-
virait-il, de recommander une lotion froide chaque
jour, si on emballe ensuite les enfants dans des vêtements chauds et épais, si on les prive du grand air?
Celui qui, se fondant sur l'exemple de nos ancêtres
et des peuples qui vivent encore dans un état conforme à la nature, recommandera l'usage exclusif de
l'eau froide, commettrait une grave erreur. Il ne faut
point oublier que nous n'avons plus la vigueur de
nos pères, que nos enfants naissent faibles pour la
plupart et disposés aux maladies. C'est à l'éducation à leur rendre, autant que possible, les forces
qu'apportaient nos ancêtres en naissant. Il n'est pas
de moyen plus efficace pour détruire les dispositions
maladives des enfants, surtout lorsqu'elles prennent

leur source dans un vice des humeurs, que la transpiration cutanée.

La nature, par cette raison, a rendu chez ces petits êtres cette fonction très active. Cette activité toutefois doit avoir des limites; elle doit être réglée de manière à empêcher une augmentation anomale de la transpiration, et l'épuisement qui pourrait en être la conséquence.

Mais si l'excès est nuisible, la suppression ne l'est pas moins. Les lotions froides préviendront l'un, les bains tièdes empêcheront l'autre. La propreté du corps, avons-nous dit, est la première condition, la base fondamentale de la santé des enfants. Souvent la matière graisseuse qui enduit le corps du fœtus n'est pas enlevée soigneusement et obture les pores; la sueur, mêlée aux déjections naturelles, produit le même effet. De là, des obstacles à la transpiration qui favorisent le développement de maladies aussi nombreuses que différentes. Les lotions simples ne suffiront presque jamais pour obtenir une propreté parfaite, surtout si l'eau dont on se sert renferme des substances étrangères. En outre, dans le premier mois de la vie, on ne peut jamais faire les lotions avec une assiduité et une énergie convenables; il en résulte que l'eau ne pénétrant pas suffisamment, ne nettoie qu'imparfaitement la peau, dont les pores restent engorgés, ce qu'attestent une infinité de petits points noirs ou tannes que l'on parvient à enlever facilement par des bains tièdes réitérés, dans lesquels on frotte les enfants avec du savon et un morceau de flanelle.

Cet état, où la peau se trouve gênée dans ses fonctions, amène une nutrition imparfaite, un dérangement des humeurs, la teigne même et différentes éruptions. C'est surtout dans ces cas que les bains tièdes sont avantageux. Les frictions auxquelles on soumet les parties qui y sont plongées favorisent la pénétration de l'eau, et le savon que l'on ajoute débarasse la peau de toutes les substances qui la salissent.

Personne ne contestera la supériorité du bain sur les lotions pour la propreté du corps; mais l'eau, sous cette première forme, agit encore par son poids, non-seulement sur la peau et les muscles, mais aussi sur les organes de la digestion, effet dont les lotions simples sont tout-à-fait incapables. D'après cela, il est facile de comprendre que les résultats favorables mentionnés dans les n°ˢ II, III, IV, appartiendront d'une manière plus exclusive aux bains, qu'aux lotions.

Quant aux forces résolutives et à la fonte des engorgements, elles ne pourront être que la conséquence de l'influence des bains; néanmoins, il est difficile de nier les effets salutaires des lotions froides. Il est donc rationnel de les combiner autant que possible avec les bains. On les emploiera alors alternativement de jour en jour; ou, ce qui est préférable, on donnera, pendant les premiers six mois, les bains dans la matinée, et le soir sera consacré aux lotions. Plus tard, on fera des lotions tous les jours, et l'usage du bain sera restreint à deux fois par semaine.

Des expériences réitérées nous ont convaincu que pour retirer tout le parti possible de l'usage des bains et des lotions, il fallait user des précautions suivantes :

A. *La température de l'eau du bain doit tenir un juste-milieu entre le chaud et le froid.* Le bain trop chaud amollit et énerve l'organisme surtout par sa répétition; trop froid il fait éprouver une sensation désagréable à l'enfant qui pousse des cris, s'agite, de sorte que pour l'y maintenir on est obligé d'employer la force, et de cette manière le bain devient nuisible. La température de l'eau doit être telle, qu'une fois l'impression pénible, qui résulte de son premier contact avec le corps, passée, l'enfant se sente à son aise. Celle de 26° à 27° R. sera la plus convenable pour les enfants nouveaux-nés. A mesure que l'enfant croîtra, la température sera abaissée, de sorte qu'à la fin de la première année, elle ne dépassera pas 20° R. La répugnance de l'enfant à rester dans l'eau, ses mouvements, seront des signes assez certains d'un abaissement trop grand de température. Cet abaissement, dans le cas où on le jugerait convenable, ne doit point être subi; on le produira en ajoutant par degrés de l'eau froide au bain pendant que l'enfant s'y trouve plongé; de cette manière, il le supportera sans peine. On nous objectera peut-être que le bain à une basse température produira un effet débilitant: Nous répondrons à cela, que la chaleur spécifique de l'organisme qui ne descend pas au-dessous de 27° R. neutralisera cet effet.

C'est sur cette propriété qu'a l'économie de n'être point soumise aux lois de l'équilibre, qu'est fondée l'influence corroborante du bain froid. Pour que l'enfant le supporte sans inconvénient, on l'y préparera peu à peu par des lotions froides de 6° à 8° R.

Cette préparation est nécessaire, car ce n'est que par une habitude successive que les adultes, euxmêmes, qui de bonne heure n'ont pas fait usage des bains froids, parviennent à surmonter l'impression pénible qu'ils leur causent, et à en tirer les avantages qui y sont attachés.

B. Quant aux lotions froides, leur action principale sera d'endurcir et de fortifier le corps. La peau contractée par le froid, devenue plus ferme, acquerrera un nouveau degré d'activité qui constituera une véritable réaction vitale. *Il est de la plus haute importance, que cette réaction soit aussi prompte qu'énergique.* De son accomplissement plus ou moins parfait, résulte une transpiration plus ou moins abondante; en sorte que si cette réaction languit, l'activité de la peau s'éteint, elle devient sèche comme du parchemin. L'observation suivante en est une preuve: *Un jeune homme avait l'habitude de se laver deux ou trois fois par jour, tout le corps à l'eau froide. Ces lotions, après lesquelles il restait inactif, n'étant pas suivies de la réaction nécessaire, la transpiration naturelle se supprima complètement, d'abord sans détriment pour la santé. Mais, après quelque temps, il fut affecté d'une pneumonie opiniâtre qui céda au traitement hydrothérapeutique. La crise s'opéra par des transpirations très abondantes qui durèrent pendant six jours, et la peau revint à ses fonctions avec le rétablissement de la santé.*

Pour éviter ces désavantages, il faut :

1° Laver les parties du corps de l'enfant les unes après les autres, les essuyer et les couvrir immédiatement au moins pendant les premiers temps de la vie. Il est vrai que l'eau froide, mise en contact avec l'organisme dans de certaines conditions, produit seulement l'impression du froid sans refroidir; il n'est pas moins vrai que la réaction qu'elle détermine, occasionne un développement salutaire du calorique. Néanmoins, dans un âge aussi tendre, où les mouvements sont encore très imparfaits, en exposant pendant trop longtemps au contact de l'air, le corps mouillé, en laissant l'eau s'évaporer à sa surface, on risque d'amener un refroidissement. Il en résulte une réaction imparfaite, une diminution sensible de la transpiration, qui peuvent être suivies d'accidents plus ou moins graves. Les mêmes phénomènes s'observent chez les adultes : en prenant un bain de fleuve pendant un temps rude, ils ne se refroidiront pas dans l'eau même, mais le refroidissement aura lieu à coup sûr, s'ils ne s'habillent promptement, et s'ils négligent l'exercice pour s'échauffer. *Nous avons connu un individu qui, habitué à l'usage des bains de rivière depuis le mois d'avril jusqu'au mois de novembre, éprouva néanmoins un refroidissement très marqué, parce qu'il s'exposait à un vent violent et froid lorsqu'il s'habillait, et parce qu'il ne tâchait pas de provoquer la transpiration par des mouvements forts et soutenus.*

Si donc, le prompt développement de la réaction est si nécessaire chez les adultes, cet effet de la vitalité le sera bien plus encore dans un âge tendre où l'organisme doit s'accoutumer au froid, et où il est privé des avantages d'un mouvement si propre à produire cette réaction.

2° Il sera donc aussi convenable qu'utile, après avoir mouillé avec une éponge les différentes parties du corps, de les frotter avec la main nue. Pour comprendre ce qui se passe dans l'organisme soumis à l'influence de l'eau froide, il faut savoir bien apprécier les effets différents qui résultent de l'action primitive du froid, de ceux qu'amènent la réaction, la calorification, l'augmentation d'activité de la peau. L'action primitive du froid commence et continue avec le contact de l'eau froide; elle convient dans les maladies où l'on a besoin de l'influence prolongée du froid, dans les inflammations, par exemple, où l'on veut combattre un développement trop rapide du calorique; elle convient encore dans le cas où l'on veut agir sur la contraction fibrillaire. Dans toutes les autres circonstances et principalement en pratiquant des lotions froides, c'est de l'action secondaire de l'eau que découlent ses avantages. Cette action secondaire, qui amène la réaction, n'est pas toujours en rapport avec l'action primitive; en général, la nature aura besoin de secours pour la provoquer.

3° Ce que nous venons de dire fait sentir la nécessité de laver les enfants assez vite, et de ne pas différer trop longtemps avant de les mettre au lit. Plus tard, on pourra se contenter de les vêtir d'une manière convenable.

4° On donnera la préférence à l'eau de source fraîche et exempte de substances étrangères. Ces substances, comme le nitre, la chaux, le fer, produisent une contraction trop forte de la peau, et retardent ensuite la réaction. L'usage continué d'une eau chargée de ces principes rendra la peau dure, âpre et presque gercée, inconvénients graves surtout chez le beau sexe. *Les parents d'une demoiselle que nous avons connue, l'avaient fait laver depuis sa naissance avec de l'eau chargée de substances étrangères; après quelques années, sa peau avait subi les altérations que nous venons d'indiquer, et il fut impossible d'y remédier.*

L'omission totale des bains tièdes, l'habitude où l'on était de coucher cette enfant sur un matelas dur, de ne la couvrir qu'avec des couvertures de laine, ne contribuèrent pas peu à favoriser le mal. C'étaient autant d'obstacles qui entravaient la transpiration.

Les remarques précédentes s'appliquent aussi aux cas où l'on emploie l'eau froide comme moyen curatif dans certaines maladies de l'enfance. Ce liquide

tenant en dissolution des parties hétérogènes et principalement du nitre, ne ferait qu'aggraver ces maladies.

En traçant les règles sur l'usage de l'eau froide,
nous ne prétendons pas que pour réussir, il soit toujours nécessaire de s'y astreindre sans jamais s'en
écarter; nous regardons en général, comme exagérée,
la crainte que l'on a de l'eau froide, soit pendant les
maladies, soit dans l'état de santé parfaite. En se
conformant dans les premiers temps de la vie, aux
règles que nous avons tracées, on obtiendra les meilleurs résultats. A mesure que l'enfant se développera,
on pourra peu à peu les négliger pour l'amener à
supporter sans inconvénients les influences et les impressions auxquelles il n'est pas encore habitué. Nous
ne saurions trop recommander à ceux qui rejettent
les bains tièdes ou qui n'en usent que rarement, d'observer exactement les précautions dont nous avons
parlé. L'état de la peau doit fixer leur attention. Ils
devront bien surveiller si elle est souple, teinte d'une
légère rougeur, si ses fonctions se conservent au
degré voulu par la nature. L'oubli de ces précautions
amènera plus ou moins vite les accidents que nous
avons énumérés, et on sera contraint à renoncer à
l'usage de l'eau froide, de cet agent si simple et si efficace. Pour n'avoir pas voulu tenir compte de tous ces

accidents, les partisans les plus enthousiastes des lotions froides sont tombés dans l'erreur.

Nous terminerons cette esquisse par un court exposé de la méthode de Priesnitz à l'égard des enfants, méthode que nous avons constatée nous-même pendant notre séjour à Graefenberg, patrie de son auteur.

On ne donne aux enfants, pendant les premières semaines qui suivent leur naissance, que des bains tièdes; plus tard on les lave tous les matins dans une petite baignoire où l'eau a une température de 18° et après quelque temps de 14° R. Quant à la réaction, Priesnitz ne s'en soucie guère. Ce traitement, au premier coup-d'œil, semble opposé au nôtre. Mais les lotions de Priesnitz ne sont pas tout à fait froides et ne produisent, par conséquent, qu'une contraction légère. Cette différence, d'ailleurs, paraîtra insignifiante si l'on réfléchit que ce restaurateur de l'hydrothérapie traite, à la moindre indisposition, les enfants les plus jeunes, selon sa méthode accoutumée. Après les avoir fait envelopper dans un drap mouillé, il les place dans un lit dont les couvertures sont épaisses. Dès qu'une transpiration assez abondante a lieu, ils sont lavés dans l'eau tiède. Ce traitement, que Priesnitz employa chez un de ses propres enfants, le débarrassa, au bout de quinze jours, d'une coqueluche assez forte. En se comportant ainsi, on augmente de temps en temps l'activité de la peau, on évite une diminution ou une suppression trop prolongée de la transpiration, et l'on prévient les inconvéniens qui sont attachés aux lotions froides exclusives, faites sans les précautions nécessaires.

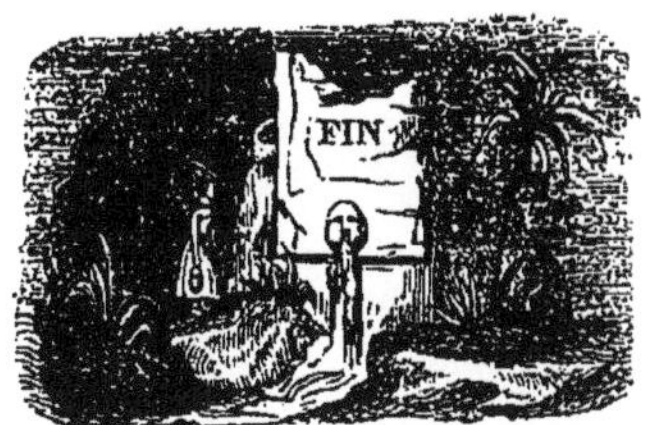

LISTE

DES ÉTABLISSEMENTS HYDROTHÉRAPEUTIQUES

ACTUELLEMENT EXISTANTS.

EN AUTRICHE.

1. *Archiduché d'Autriche.*

Kaltenleutgeben, médecin, Docteur Emmel, près de Vienne.
Laab, médecin, Docteur Granichstaedten, près de Vienne.
Nussdorf, près de Vienne.

2. *Bohême.*

Kuchelbald, médecin, Docteur Kanzler, près de Prague.
Wenselsbad, à Prague.
Elisendad, médecin, Docteur Weidenhoffer, près de Chrudim.
Dobrawitz, médecin, Docteur Schmidt, près de Buntzlau.
Zwickau, près de Buntzlau.

3. *Styrie.*

Eggendorf, près de Graetz.

4. *Moravie.*

Czernohora, près d'Olomuce.
Sulowitz, près de Brunn.
Rozenau, près de Prerau.
Budischan, près d'Iglau.
Gross-Ullersdorf, près d'Olomuce.

5. *Tyrol.*

Mühlau, médecin, Docteur Fritz, chirurgien militaire en chef.

6. *Silésie.*

Craefenberg, PRIESNITZ.
Freywaldau, médecin, Docteur Weiss.

EN PRUSSE.

Obernigk, près de Breslau, médecin, Docteur Lehmann.

Berlin possède deux établissements.

Bromberg.

Kunzendorf, dans le comté de Glatz, médecin, Docteur Nieder-
führ.

Marienberg, près de Coblentz, médecin, Docteur Schmitz, rédac-
teur d'un journal hydrothérapeutique.

Boppart-sur-Rhin, Docteur Heusner.

EN BAVIÈRE.

Alexanderbad, près d'Eger. ÉTABLISSEMENT FONDÉ AUX FRAIS DE L'ÉTAT,
médecin, Docteur Fikenscher.

Streitberg.

Schaeftlarn, près de Munich. Dʳ Horner.

Shallershof, médecin, Docteur Fleischmann.

Erlenstegen, près Nuremberg, Docteur Rungoldier.

EN WURTEMBERG.

Ulm, médecin, Docteur Bentsch.

EN SAXE.

Pirna, médecin, Docteur Muller.

EN SAXE-GOTHA.

Elgersburg, près d'Ilmenau, médecins, Docteurs Piutti, Jacobi (LE
GRAND-DUC A CONSACRÉ SON PALAIS A CET ÉTABLISSEMENT).

EN SAXE-WEIMAR.

Ilmenau, médecin, Docteur Fitzler.

EN SAXE-MEINING.

Liebenstein, Docteur Marting.

Ebersdorf, Docteur Fraenkel.

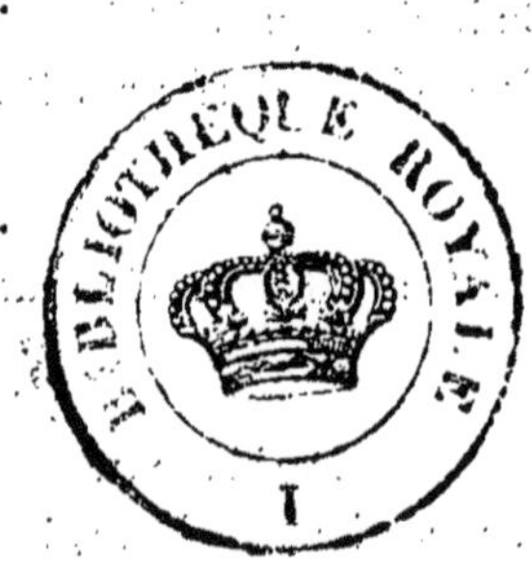

TABLE DES MATIÈRES.